切脉针灸治癌

俞云 编著

人民卫生出版社

U0392059

图书在版编目（CIP）数据

切脉针灸治癌/俞云编著.—北京：人民卫生出版社,2017

ISBN 978-7-117-24432-9

Ⅰ.①切… Ⅱ.①俞… Ⅲ.①癌-脉诊②癌-针灸疗法

Ⅳ.①R246.5

中国版本图书馆 CIP 数据核字（2017）第 093904 号

人卫智网	**www.ipmph.com**	医学教育、学术、考试、健康，
		购书智慧智能综合服务平台
人卫官网	**www.pmph.com**	人卫官方资讯发布平台

切脉针灸治癌

编　　著：俞　云

出版发行：人民卫生出版社（中继线 010-59780011）

地　　址：北京市朝阳区潘家园南里 19 号

邮　　编：100021

E - mail：pmph @ pmph.com

购书热线：010-59787592　010-59787584　010-65264830

印　　刷：北京铭成印刷有限公司

经　　销：新华书店

开　　本：710×1000　1/16　印张：14　插页：2

字　　数：188 千字

版　　次：2017 年 5 月第 1 版　2024 年 4 月第 1 版第 6 次印刷

标准书号：ISBN 978-7-117-24432-9/R · 24433

定　　价：40.00 元

打击盗版举报电话：**010-59787491**　**E-mail：WQ @ pmph.com**

（凡属印装质量问题请与本社市场营销中心联系退换）

作者简介

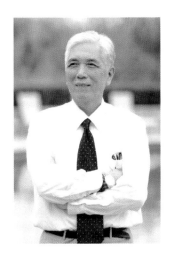

俞云,男,教授,1940 年出生于江苏省苏州市。1964 年毕业于徐州医学院,曾在上海市第一医学院附属儿科医院、上海市肿瘤医院从事西医、中医、针灸医疗工作,并深入研究中医切脉针灸治癌;1983 年春出国定居西班牙至今,继续从事切脉针灸治疗疑难杂症及癌症的研究。曾任中华医学会上海市针灸治癌协作组组长,1993 年被聘为上海市气功学会及上海市激光研究所的医学技术顾问,1996 年被聘为美国中国医学科学院名誉教授及世界中西医结合学会常务理事。现为西班牙切脉针灸研究所所长,广东省中医院主任导师,上海市针灸经络中心研究员,国际针灸及东方医学杂志常务编辑。作为海外赤子,他心向祖国,想的是如何能更好地把经得起临床验证的中医学传承下去,于 2005 年受邀来到广东省中医院,以师带徒的方式传承中医、传述"切脉针灸",培养了一大批熟谙经典、技术精湛的中医人才,为此获得中华中医药学会"首届中医药传承特别贡献奖"。

著有《切脉针灸——黄帝内经针法》一书;并在国内外医学杂志发表多篇有关切脉针灸治癌的文章。曾多次应邀出席国际针灸大会并作大会发言,1998 年应邀出席美国旧金山第七届世界中医针灸大会时因作"切脉针灸治癌"专题报告,荣获大会特别奖。技术特长:"切脉针灸"配用中草药,研究治疗各种疑难杂症、癌症。

序

　　长期以来,癌症令人言论色变,惶恐不胜,哀戚有加,中西医学尽皆束手,广大医务工作者穷数十年之研究与临床探索,虽未能得一善法,然其躬耕穷索精神实有寒窗萤烛之感。俞云大师正是躬耕于这寒陌之上的一位苦行者,他数载运思,几度煎熬,终成此书。

　　此书即成,虽无洛阳纸贵之盛势,亦深受广大学人之崇敬。出版20余年来,救治癌症患者无数,深受方家之好评,故又再版。遍览此书,作者建构了切脉针灸的理论体系,详释了切脉针灸治疗癌症的机理与方法,书尾又附录治验病例及注意事项,足以彰显良医之大德。这些令我执卷而难释,至中宵竟兴发,虽达旦犹不寐,喜而为之序。

广州中医药大学副校长

中国针灸学会副会长

国家 973 计划项目首席科学家

2017 年 4 月

前　言

　　切脉针灸是笔者通过遍访有切脉经验的医家,发掘出源于《黄帝内经》的针灸理论,并结合自己多年的临床经验而研究出的治疗方法。其通过切脉指导辨证,切脉指导针刺取穴,切脉指导针刺手法,切脉指导针刺补泻,切脉判断针灸疗效,克服了针灸的盲目性,解决了针灸疲劳现象。切脉针灸安全微痛,金针、银针搭配治疗,创新补泻法,自临床应用以来屡获奇效,尤其是在治疗癌症、疑难病、慢性病方面,常有针入病减之奇效!

　　癌症作为迄今为止人类面临的最大医学难题之一,至今未能攻克的原因之一是总寄希望于替代机体,以杀灭癌细胞为宗旨。本书作者试从切脉针灸疗法协助机体为出发点,充分利用、调动机体内的抗癌力量,如能够抑制肿瘤发展的抗癌基因、能够吞噬癌细胞的致敏淋巴细胞以及能够使癌细胞转化为正常细胞的环式磷腺苷……从根本上寻求攻克癌症的方法,临床上使一些晚期肝癌、肺癌、腹腔恶性肿瘤、卵巢癌、食管癌、甲状腺癌、胆管癌等患者的肿瘤消失,恢复健康,最长的已生存了40多年,并把这些临床上取得的成就记录下来,为中医治癌提供了新的思路和方法。

　　《切脉针灸治癌》自1994年面世以来,打破了针灸不能治癌的禁忌,其内容翔实,资料珍贵,深受国内外中医同道的赞许和厚爱,为满足广大读者需求,决定稍做修改并再版!

2017 年 4 月

目　录

第一章　概说 ……………………………………………………… 1

第一节　切脉针灸治癌的探索过程 ……………………………… 1

第二节　针灸对机体各系统的影响 ……………………………… 3

第三节　有关征服癌症的一些认识问题 ………………………… 12

一、是全身性疾病还是局部肿块 ……………………………… 12

二、不但要掌握全局,还要弄清具体细节 …………………… 12

三、良性与恶性的相互转化 …………………………………… 13

四、根本的治疗要以调动内因为主 …………………………… 14

五、抓住主要矛盾 ……………………………………………… 15

六、从量变到质变 ……………………………………………… 15

七、从诊断到治疗始终贯彻中西医结合的方针 …………… 15

八、免疫学理论与针灸治癌 …………………………………… 21

第二章　针灸学基础 …………………………………………… 23

第一节　中医基本理论与针灸学 ……………………………… 23

一、阴阳五行 …………………………………………………… 23

二、四诊、八纲 ………………………………………………… 25

三、经络 ………………………………………………………… 27

四、脏腑 ………………………………………………………… 34

第二节　针灸基本知识 ………………………………………… 36

一、针灸须知 …………………………………………………… 36

二、经穴总论 ……………………………………… 41

三、治癌常用经穴 ………………………………… 44

四、经外奇穴 ……………………………………… 82

五、针灸取穴原则 ………………………………… 88

六、交会穴 ………………………………………… 93

第三节　治癌临床中的经络传感效应 ……………… 95

第三章　脉学基础 …………………………………… 98

第一节　脉学的现代研究和在治癌中的应用 ……… 98

一、脉学的现代研究 ……………………………… 98

二、各种脉象的机制 ……………………………… 100

三、疾病、症状与脉象 …………………………… 101

四、切脉器的初探 ………………………………… 102

五、切脉在针灸治癌中的应用 …………………… 107

第二节　切脉基础知识 ……………………………… 108

一、切脉的部位 …………………………………… 108

二、脉象的分类 …………………………………… 111

三、切脉的方法 …………………………………… 112

四、脉象的鉴别 …………………………………… 113

第四章　癌症的临床诊断 …………………………… 118

第一节　中西医结合诊断 …………………………… 118

一、西医诊断 ……………………………………… 118

（一）常见症状和体征 …………………………… 118

（二）肿瘤的早期症状 …………………………… 119

（三）肿瘤与其他常见疾病的鉴别 ……………… 120

（四）常见癌症的诊断 …………………………… 120

二、中医诊断 ……………………………………… 122

（一）切脉诊断 …………………………………… 122

（二）舌诊和耳穴诊断 ·· 132

（三）中医对肿瘤的认识 ··· 134

第二节　肿瘤患者脉象的特征和分类 ··························· 135

一、整体肿瘤脉 ··· 135

二、肿瘤脉分部 ··· 136

三、五脏肿瘤脉 ··· 136

四、临床意义 ·· 136

第五章　切脉针灸治癌 ·· 138

第一节　切脉辨证施针 ··· 138

第二节　切脉与针刺手法 ·· 141

第三节　整体脉的取穴原则 ··· 142

第四节　局部脉的取穴原则 ··· 143

第五节　脉象与五行的关系 ··· 147

第六节　常见癌症的配穴应用 ······································ 147

一、食管癌 ··· 147

二、胃癌 ·· 148

三、肝癌 ·· 149

四、肺癌 ·· 149

五、腹腔恶性肿瘤 ··· 150

六、卵巢癌 ··· 151

七、结肠直肠癌 ··· 151

八、乳腺癌 ··· 152

九、子宫颈癌 ·· 152

十、鼻咽癌 ··· 152

十一、脑垂体肿瘤 ··· 153

十二、皮肤癌 ·· 153

十三、癌症常见症状取穴配方 ······································· 153

第七节　治癌的特殊针法 ·· 156

一、围针疗法 …………………………………… 156
二、芒针疗法 …………………………………… 157
三、挑针疗法 …………………………………… 160
四、压痛点疗法 ………………………………… 161
五、激光针刺 …………………………………… 162
六、耳针、面针、鼻针 ………………………… 163
七、手针疗法 …………………………………… 163

第六章　针灸治癌与中草药的配合应用 ………… 165
第一节　中草药的协同作用 ……………………… 165
一、针与药的相辅相成关系 …………………… 165
二、整体调整的处方 …………………………… 165
第二节　癌症常用配方和单味中草药 …………… 175
一、食管癌 ……………………………………… 176
二、胃癌 ………………………………………… 177
三、肝癌 ………………………………………… 177
四、肺癌 ………………………………………… 178
五、腹腔恶性肿瘤 ……………………………… 179
六、卵巢癌 ……………………………………… 180
七、结肠癌 ……………………………………… 180
八、直肠癌 ……………………………………… 181
九、乳癌 ………………………………………… 182
十、宫颈癌 ……………………………………… 183
十一、鼻咽癌 …………………………………… 183
十二、脑垂体肿瘤 ……………………………… 184
十三、其他癌症单味中草药 …………………… 184

附录一　切脉针灸治癌病案举例 ………………… 186
附录二　癌症患者注意事项 ……………………… 211
附录三　癌症患者的忌口问题 …………………… 213

第一章

概　说

第一节　切脉针灸治癌的探索过程

征服癌症是人类的心愿。中外医学界,都在努力探索攻克癌症的途径,但努力的目标,大多数集中在西医的手术、放疗和化疗上。正如人们通常所说的"治疗癌症三件宝:手术、放疗和化疗"。这三件宝,虽有各自的效用,但也都存在着不足处。我原是西医,从 1965 年起从事切脉辨证、施行针灸、配合中草药治癌的研究。从临床实践中发现,治癌途径绝非只有前述那三件宝,切脉辨证针灸治癌,就是一条值得探索的途径。《灵枢·九针十二原》记载:"今夫五脏之有疾也,譬犹刺也,犹污也,犹结也,犹闭也。刺虽久,犹可拔也;污虽久,犹可雪也;结虽久,犹可解也;闭虽久,犹可决也。或言久疾之不可取者,非其说也。夫善用针者,取其疾也,犹拔刺也,犹雪污也,犹解结也,犹决闭也。疾虽久,犹可毕也。言不可治者,未得其术也。"这就说明了善于用针法的医生,治病的时候就像拔刺、洗涤污秽、解开绳结、疏决河道一样,无论日子多久的疾病,都是可以治愈的。说久病不可治的人,那是因为他没有掌握针灸的技术,世界上没有治不好的病,只是暂时还没有找到治疗的方法和规律罢了。

《灵枢·痈疽》阐述的有关疽的症状、治疗和预后,有些与现代癌症类似,如猛疽、夭疽、米疽、甘疽等等。它们的预后大多数都是死亡,其中有的所谓"疽",实际上就是癌症。这说明古人对癌症已有了初步认识。

笔者反复学习了《黄帝内经》等医学典籍,同时拜访了数十个民间医生,汲取了他们治病的精华。通过实践—理论—实践,多次反复,从治疗常见病中逐渐总结出治病的特效穴,进而用于治疗疑难杂症,后来用于治疗癌症。

有经验的民间医生在长期医疗实践中积累了许多治癌的有效方法。如1969年笔者拜访的一位民间医生,他用针刺扁桃体前腭弓下方后令患者用力咳出痰血和黏液,能明显改善食管癌患者进食,这项技术被笔者用于日后治疗食管癌,成为有效的辅助手段。流传的挑针疗法治疗疔疮、刺络法治疗乳癌等,对针刺治癌也很有启发。但是古代针灸为什么没有攻克癌症?这可能是因为古代针灸医生缺乏现代医学肿瘤学知识和科学观察方法,往往把缓解症状当作已经治愈,放松了进一步治疗,到一定阶段导致癌症的复发和患者的死亡。但古代和民间中医能够缓解症状的经验,也是值得继承和总结的。

笔者在针灸治癌实践中,首先采用对症取穴,从缓解症状入手。再根据中医四诊八纲理论,辨证分析该症是属于哪条经络疾病,循经取穴。这样治疗后,临床上就达到了止痛等减轻症状的作用,常见病就能治愈,疑难杂症和癌症就缓解了症状。又学习了《黄帝内经》《难经》《脉经》《濒湖脉学》等专门研究脉象的著作,用于针灸治癌实践,达到了使肿块稳定和缩小,以至消除癌症的目的。

笔者从1966年到1978年底,共治疗了1569例各种晚期癌症。其中绝大多数是不能手术、放疗或化疗的,或者是经西医治疗无效的晚期患者,其中有食管癌、肝癌、肺癌、胆囊癌、胃癌、胰腺癌、结肠癌、直肠癌、膀胱癌、腹壁广泛转移性黏液性癌、卵巢癌、甲状腺癌等。治疗后80%以上的患者减轻病痛、缓解症状和延长生命;50%的患者肿瘤停止发展或缩小;有75例肿瘤消失,恢复健康。资料完整的有51例,随访最长达13年之久。

对肿瘤患者,除了采用西医的X线、超声、同位素扫描及病理切片等明确诊断外,同时采用中医切脉和皮肤电信息测定来诊断患者体内脏腑病变和经络异常。治疗方法是用针刺配用中草药调整内脏和经络。随着实践经验的积累,疗效不断提高。

本书仅仅是笔者在切脉辨证针灸治癌临床实践中一点初步的粗浅体会。意在抛砖引玉,求教于国内外医学界的专家和同行,引起社会各界对针灸治癌这一医疗方法的重视和兴趣。至于针灸治癌的理论机制还有待进一步深入探索,疗效也还有待于进一步提高。笔者深信,只要有更多的医学工作者从事针灸治癌的实践和科研工作,把丰富渊博的中医学传统与现代医学、现代科学技术有机结合起来,我国医学界一定能在不远的将来,在世界上率先征服癌症。

第二节　针灸对机体各系统的影响

根据国内外科学实验报道,以及个人临床观察,可以把针灸对机体各生理系统所起的作用概括如下:

（一）对网状内皮系统的影响

针灸后肝脏网状内皮系统吞噬活动增强,两周时达最高,以后就维持相当长时期。如针灸 10 天后,停针 2~3 天,网状内皮系统吞噬活动仍高出正常 6%。说明针灸使肝网状内皮系统吞噬活动的增强是一个持久过程,平均提高 73%［重庆医学院（现重庆医科大学）报道］;有人发现网状内皮系统有抗肿瘤能力,也有吞噬肿瘤细胞的作用。沈阳医学院报道:针灸后,还原性谷胱甘肽和琥珀酸脱氢酶含量在肝、肾、大脑皮质、腓肠肌、肾上腺的含量均增高,并有统计学意义。它能维持 SH 酶系统活动。SH 酶与细胞分裂和组织生长有关,因而针灸能使机体内网状内皮系统等发挥防御功能。

（二）对机体防御功能的影响

1. 发热反应方面　吉林医科大学报道,针灸后静脉注入细菌性致热物质（痢疾毒素）,可使发热反应显著加快加强,持续时间也延长,死亡率降低。肿瘤患者接受针灸治疗后,肿瘤毒素引起的机体性反应减弱,肿瘤患者皮肤变白、光泽好、精神好的事实也说明了这一点。

2. **血清备解素**　陕西省中医药研究院报道,针灸对抑制、消灭细菌和病毒对机体的侵害有明显作用。针刺足三里时,血清备解素值增加较快,12 小时达高峰,以后稍有下降;针灸 48 小时内,其值比正常高 1 倍。这证明了针灸能抑制和消灭肿瘤病毒。

（三）对内分泌的影响

陕西省中医药研究院报道,针灸后脑垂体、肾上腺活动增强,表现在血液中含量增高,激素与肿瘤的关系较密切。临床资料证明:很多肿瘤可以用激素暂时抑制或缓解。乳癌患者很多伴有月经不正常或内分泌紊乱,通过针灸后月经调整正常了,癌肿就缩小。这说明针灸能调整体内激素,从而对肿瘤起抑制作用。

（四）对神经系统的调节

针刺得气后的酸重胀麻感觉与神经有关。阑尾炎患者针刺后阑尾收缩加强,有利于腐败物排出;针刺足三里,可使胃肠道活动恢复正常;针灸麻醉,说明针灸止痛作用明显,能调节痛觉神经。食管癌患者大多数有胃肠道功能紊乱,出现肠麻痹引起的腹胀、便秘,经刺上腹 3 穴(巨阙、上脘、中脘)后,胃肠道蠕动立即增强。患者感觉腹部响动,放屁后腹胀消失,同时促进消化道蠕动功能的恢复,这说明针灸能调节内脏神经。

笔者在治愈胡某腹腔广泛转移性黏液腺癌时(详见附录病案介绍),曾针章门穴,效果显著,这是否与激发肝网状内皮系统和自主神经节功能有关,有待于研究。

（五）血象的变化

针灸后体内红细胞计数、白细胞计数明显增高,这是众所周知的。日本已用扫描电子显微镜观察到淋巴细胞向癌细胞粘靠并吞噬癌细胞的作用。笔者在治愈晚期食管癌患者范某时,他的白细胞计数达 $10 \times 10^9/L$ 以上,红细胞计数在 $5.0 \times 10^{12}/L$ 以上达半年之久,但无发热等炎症现象。范某的治愈可能与白细胞中淋巴细胞吞噬癌细胞有关。

针灸后血糖增加,血糖增加量与血浆中肾上腺素增加的含量相平行。血中的血氨、氯、钠、钾、钙、磷、乳酸、非蛋白氮、乳酸纤维蛋白原等都有所增加,乙酰胆碱酯酶的活动加强,而肿瘤患者的乙酰胆碱酯酶活力原来是降低的。

(六)对免疫系统的影响

1. 据重庆肿瘤专题组报道,针刺后对肿瘤免疫反应有较明显影响,能显著提高免疫血清滴度的效价。这一现象在针灸和特异性刺激物(如肿瘤抗原)同时刺激时,作用特别明显。

2. 近年来,在上海肿瘤医院内科实验室和上海肿瘤研究所专家们的帮助下,通过淋巴细胞转化试验和玫瑰花试验发现,经过针灸治疗病情好转、癌肿缩小或稳定的多数患者,其淋巴细胞数量和吞噬能力有明显增加或相对稳定;反之,病情不稳定者,则明显下降。笔者等还对26例晚期食管癌患者进行斑蝥发疱试验,检查这些患者体内大单核细胞吞噬功能时,发现这种细胞的吞噬能力比针灸治疗前有明显增高,与正常人几乎没有差异。而未经针灸治疗的晚期癌症患者的大单核细胞的吞噬功能,均比正常人显著下降(表1-1)。

表1-1 90例恶性肿瘤患者与20例正常人吞噬细胞活力的比较

组别	例数	吞噬细胞活力		*显著性测验
		百分比(平均数±标准误)	吞噬指数(±标准误)	
正常组	20	64.70±2.43	1.434±0.090	
淋巴网状内皮系统肿瘤	10	44.70±5.80	0.88±0.15	$P<0.01$
肝癌组	42	54.50±2.80	1.09±0.08	$P<0.05$
食管癌组(经针灸治疗者)	26	56.70±4.67	1.18±0.06	$P>0.05$
肺癌及其他	12	45.16±3.65	0.935±0.039	$P<0.01$

* 均指不同肿瘤组与正常组之间的比较

近代免疫学观点的认识：机体抗肿瘤的免疫能力包括细胞免疫和体液免疫两方面，并以细胞免疫为主，有淋巴细胞和巨噬细胞参与。实验证明：巨噬细胞不仅同抗体的诱导和形成过程有关，而且与淋巴细胞一道，是细胞免疫——延长超敏反应的主要细胞。

表1-1报道的恶性肿瘤患者吞噬细胞功能的改变，为进一步观察中医扶正和针灸治疗过程中免疫状态的变化，提供了一个细胞免疫的客观指标。结果表明：经针灸治疗后的食管癌组与正常人组结果相近，可能与针刺后调动机体防御能力有关。

图1-1是一组致敏淋巴细胞捕捉、摧毁癌细胞的照片。

（七）针灸后体内生物电变化

据文献报道，利用磁共振检定：癌细胞与正常细胞有明显不同。正常细胞内的水分子，由于电磁引力，其排列是有规则的，成为冰状结构；变成癌细胞后其结构就混乱了。检查了骨、肌肉、肝、胃、肾、脂肪的正常细胞与不同类型的癌细胞，通过磁共振分析有很大区别。临床实践证明，针灸穴位和经络是传电的，针灸同时伴生物电磁现象，通过生物电流作用，调整体内磁场，调整细胞的水分子排列，使癌细胞内水分子混乱结构归于正常，就能使癌细胞转化为正常细胞。这一点值得进一步探索。

实际上人体的抗癌因素岂止这些？只是目前还没发现罢了。因此，如果遇到癌就不分青红皂白，完全依靠外力，而不转移调动、发挥整个机体的内部力量，这不是积极攻癌的理想办法，也不是治癌的唯一途径。从内因着手，促使人体内部矛盾转化，则是值得探索的另一条路子。

此外，人体内具有多种内源性的抗癌物质，这些抗癌物质的产生是可以从内部得到调节的。例如，实验证明：体内每个细胞中存在一种AMP物质（环磷酸腺苷）。它控制和调整细胞新陈代谢的主要分子，它最显著的效能是使肿瘤细胞变为正常细胞。因此，肿瘤之所以能引起体内毒性反应，与这些物质的缺少有关；很多激素对体内细胞的作用也是通过该物质来实现的。

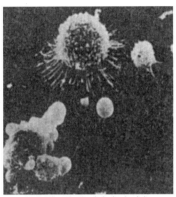

（1）淋巴细胞（白色小球）
尚未发现癌细胞

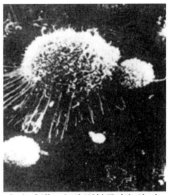

（2）当淋巴细胞刚触及癌细胞时，
癌细胞的触须便随之消失

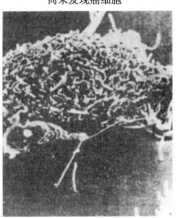

（3）淋巴细胞立即伸出伪足
粘住癌细胞

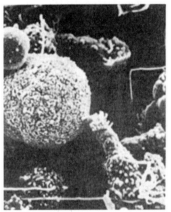

（4）淋巴细胞的伪足粘住癌细胞壁，
癌细胞上的触须消失了

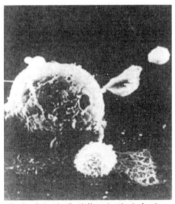

（5）癌细胞受到淋巴细胞攻击后，
只剩下一层膜了

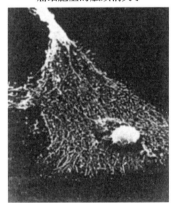

（6）癌细胞被彻底摧毁后，
它的蛋白质被分散成白色丝状物
（图中的白色小球为淋巴细胞）

图 1-1 致敏淋巴细胞捕捉、摧毁癌细胞

实验又证明:在脑中天然产生有左旋多巴这一物质,它通过一系列的反应能抑制化学致癌物引起的乳腺肿瘤。

有的科学家做了肝微粒体酶的研究。这种酶是在肝微粒体中制造出来的,专门处理人的代谢过程中所不经常处理的物质,这些物质主要是"环境化学物质",包括杀虫剂、酒精致癌物质。有时一种"异物"很快被排出而清除,而另一种"异物"则被破坏成一系列的代谢产物,两种代谢产物可能互相发生反应。实验用大鼠肝的微粒体酶给大鼠注射,同时用两种致癌化学物质喂饲大鼠,但癌变没有发生。微粒体酶利用两种化学物质的互相拮抗作用,使它们成为无活性的代谢产物而被清除。

美国科学家伯津斯从人尿中发现了 3 种抗癌剂,它们能把癌细胞变回正常细胞。他认为,这些抗癌剂或许是人体组织内形成而进入血液和尿的。他从一百多夸脱(1 夸脱 = 0.946 升)尿中提取几微克这种物质,当抗癌剂与实验室内培养的人体癌细胞混合在一起时,它们制止癌变发展的效力高达 97%,而对正常细胞几乎没有影响。

针灸后体内一系列生物物理变化以及体内确实存在抗癌物质的科学实验,都有力地说明针灸治癌是有物质基础和科学根据的。至于针灸是如何发挥这些抗癌物质作用,如何使癌细胞转化成正常细胞,如何使肿瘤缩小以至消失的,是值得进一步探讨的重要课题。

笔者在肿瘤研究所的部分专家协助下,用人体淋巴细胞和绵羊红细胞自然花瓣形成率和淋巴细胞对 PHA 的分裂反应率测定针灸治疗癌症患者体内免疫功能时发现,有 71% 的癌症患者免疫测定指标与患者病情相符。也就是说,经针灸治疗后癌症患者病情好转和稳定,体内免疫功能也上升;反之则下降。

[例 1] 徐某,男,57 岁。食管癌,经针灸治疗后病情好转中,其免疫功能健侧对比见图 1-2。

[例 2] 周某,女,61 岁。食管癌,病情仍在缓慢发展中。免疫功能健侧情况见图 1-3。

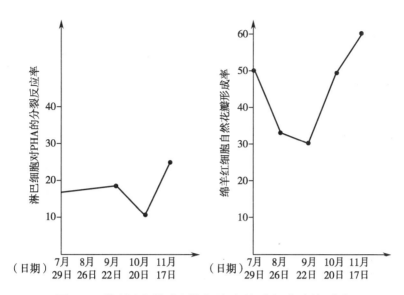

图 1-2 徐某（食管癌）针灸治疗前后免疫功能对比

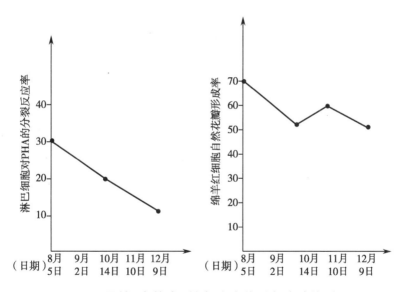

图 1-3 周某（食管癌）针灸治疗前后免疫功能对比

笔者又与上海市原子核物理研究所顾涵森女士协作,采用微电流放大器测定经络原穴电阻的方法,证明了针灸前后穴位电阻的又一变化,见表 1-2。

9

表 1-2　徐某(食管癌)针灸前后脉象对比

穴位(原穴)	太渊		合谷		冲阳		太白		神门	
	右	左	右	左	右	左	右	左	右	左
针灸治疗前	−6	−7	−8	−7	−7	−10	−6	−6	−6	−7
针灸治疗后	−7	−7	−8	−7	−8	−8	−6	−6	−6	−8

穴位(原穴)	腕骨		京骨		太溪		大陵		阳池	
	右	左	右	左	右	左	右	左	右	左
针灸治疗前	−6	−6	−7	−6	−7	−10	−7	−7	−8	−8
针灸治疗后	−7	−6	−8	−7	−7	−7	−8	−7	−8	−8

穴位(原穴)	丘墟		太冲		后溪		列缺		内关	
	右	左	右	左	右	左	右	左	右	左
针灸治疗前	−7	−7	−8	−7	−6	−6	−6	−8	−6	−7
针灸治疗后	−9	−8	−8	−7	−6	−7	−8	−8	−8	−8

穴位(原穴)	外关		照海		申脉		足临泣		公孙	
	右	左	右	左	右	左	右	左	右	左
针灸治疗前	−7	−8	−6	−6	−6	−6	−7	−7	−6	−6
针灸治疗后	−8	−9	−6	−7	−6	−7	−8	−7	−6	−6

分析:治疗前胃的原穴冲阳、肾的原穴太溪,左、右差别达 3 个数量级(−7,−10);任脉原穴列缺差别 2 个数量级(−6,−8)。经针灸调整后,差别明显消失。

笔者又在技术物理研究所和纺二医院协助下,进行癌症患者切脉针灸前后热象观察,发现针灸前后热象图有明显变化(图 1-4,图 1-5),这又从另一方面说明针灸促使体内的客观变化。

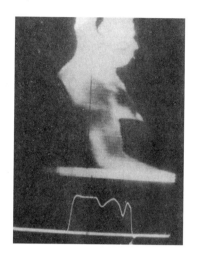

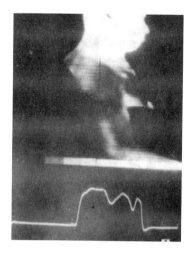

图 1-4　癌症患者针灸治疗前热象图　　图 1-5　癌症患者针灸治疗后热象图

表 1-3　针灸治癌的原理探讨

针灸对体内各系统的影响	抗癌途径探讨
红细胞、白细胞计数明显增高	致敏淋巴细胞吞噬癌细胞
肝网状内皮系统活动增强	吞噬肿瘤细胞
免疫效价滴度增高	体液免疫
对机体毒性反应防御机制增强	缓解症状
血清备解素增高	减轻病毒侵害
还原型谷胱甘肽在肝脾内的含量增高，能维持 SH 酶活动→使细胞分裂加快	网状内皮细胞吞噬癌细胞
血浆中钾、钠、钙增高,乙酰胆碱酶活动增高	癌症患者乙酰胆碱酶活动可增高至正常
脑垂体、肾上腺活动增强	抑制癌细胞或缓解症状
调节内脏神经	内脏功能恢复正常
生物电现象和磁共振	改变癌细胞水分子排列
缓释磷酸酶苷（cAMP）	可使癌细胞转化成正常细胞
基因	可提高抑制癌细胞生长基因的含量和作用

第三节　有关征服癌症的一些认识问题

一、是全身性疾病还是局部肿块

西医的传统观念认为：癌症的治疗，要依靠放疗、化疗或手术"三大法宝"来消灭癌细胞，消除癌肿。我到农村巡回医疗时，深切感到西医这套办法实难适应农村的需要，而用针灸、中草药却能取得一定疗效。这就激励我拿起一根针、一把草这样简单的武器向晚期癌症进军。

12年前，我曾收治了一位晚期腹腔间皮瘤患者贺某，女，安徽某厂工人。以前经剖腹探查，确定为癌细胞满腹转移，无法手术切除，采用放疗、化疗一个时期，结果癌肿非但不见缩小，白细胞计数却降到$20 \times 10^9/L$以下。后来经我和其他医生一起用针灸配合中草药治疗，日趋好转。2年后再次剖腹，癌肿已经消失。

为什么小小银针能够在攻克癌症中发挥这样大的作用？为什么有的癌症患者，手术切除了癌肿，却治不好癌症？有些人搞了扩大再扩大的所谓超根治术，为什么仍然复发致死呢？为什么癌肿大小往往与病情轻重不成正比？有些人负块也能参加工作，有些人块大如篮球，却饮食尚可，仍能坚持门诊随访，精力尚旺；有些人块大不过乒乓球，却已病重难起，濒于死亡。实践是检验真理的唯一标准。癌肿大小决不是决定病情轻重的根本关键。

二、不但要掌握全局，还要弄清具体细节

针灸治癌的实践，能否从中医理论中得到说明呢？中医学历来把人体内脏和体表各部组织和器官之间看成是一个有机的整体，既强调人体内部的协调、完整性，也重视人体和外界环境的统一性。在对疾病的诊断和治疗中，坚持贯彻整体和局部对立统一的观点。关于癌症，在

我国古代医书上没有专论而散见于对各种疾病的论述中。如皮肤癌属阴疮、疽类，食管癌属噎膈痰饮，肺癌属肺痿，等等。比起西医肿瘤学来，它还没有形成一个相对独立的体系。正因为这样，这对不少癌症，尤其是内脏癌症缺乏统一明确的认识，只能从总体联系中去考察。它描述了癌症的一幅总画面，却未能说明构成这幅总画面的各个细节。而我们要是不清楚这些细节，就看不清总画面，只能是模糊和朦胧的，无法精确掌握的。这就说明中医的阴阳、虚实、表里、寒热等笼统的整体观念，也是无法认清癌症的。如果把西医对癌肿、癌细胞的了解和中医对于癌症的整体认识结合起来，真正融会贯通了，那就可以深入认识癌症，产生质的飞跃。

针灸治癌首先要着眼于整个机体，改变身体的条件，动员体内一切与癌细胞斗争的力量，不使癌细胞得到适合它生长发展的内环境。以食管癌为例，食管是消化道的一部分，消化道是一个完整统一的系统，食管与胃肠道是相互紧密联系的。临床上食管癌患者常常伴有腹泻、便秘、腹胀等症状，这是食管癌肿影响整个胃肠道的结果。但胃肠道的异常与食管癌肿相比，是比较容易恢复的。因而施行针灸时首先从恢复胃与肠道的蠕动来缓解症状，并反过来影响食管癌肿；再结合中医认为胸腹部肿瘤与经络中的任脉有关的理论，下一步施针时重用任脉及任脉相互影响的经络穴位，同时配用调整机体及作用到癌肿的穴位和药物，就能使绝大多数的患者在短期内明显好转。

三、良性与恶性的相互转化

1965 年，我在青浦县遇到一位 72 岁的老妈妈，她背部生了个直径约 30cm 的良性脂肪瘤，弯着背，走不动路。我根据中医"调理气血""活血化瘀"的观点，在它的瘤体周围进行针刺治疗。治疗一个半月后，瘤体变松变软，缩小到 20cm，老妈妈能直立行走了。以后我又用针灸治疗了神经纤维瘤、子宫肌瘤等，都取得了良好的疗效。针灸可治良性肿瘤，能不能治恶性肿瘤呢？当然良性肿瘤与恶性肿瘤是有差异的：

前者生长速度缓慢,与正常细胞较难区别;而且基本上固定在原位,只影响人身体的局部。后者生长速度极快,与正常细胞显著不同;还会向旁处及远处转移,影响人的整体,以至危害人的生命。但这些差异是不是绝对不变的呢? 无论良性肿瘤还是恶性肿瘤都是体内的赘生物,这就体现了他们的同一性。临床上我们又发现既似癌又不似癌的细胞存在,实质上它是良性肿瘤向恶性肿瘤过渡的中间形态。这种似癌非癌细胞的存在,恰恰说明了良性肿瘤与恶性肿瘤之间并无不可逾越的鸿沟,后者可由前者演变而来,也可以逆转为前者而去。两者既有矛盾也有同一性。因此,针灸既能治疗良性肿瘤,也一定能治疗恶性肿瘤。

四、根本的治疗要以调动内因为主

科学实验证明,癌症患者的免疫反应较正常人差,参与体内各种生化反应的酶系统功能状态也与正常人不同,体内白细胞大多数有形态异常。临床上许多癌症患者的死亡,并不是癌肿直接导致的,而是死于其他主要脏器的衰竭。这些事实证明了癌症患者机体内的总体变化,证明了癌症不光是癌肿、癌细胞这些孤立"小岛"所构成,而是通过人的整体,相互影响、相互依存的一种全身性疾病。癌症肿块只不过是全身性疾病的局部表现。癌症不等于癌肿,更不等于癌细胞。癌症患者从患病第一天开始,体内就存在着癌症疾病与抗癌能力这一对矛盾,这是矛盾的普遍性,它贯穿了疾病的始终,决定了疾病的好转或恶化。但每个人体内抗癌能力是不同的,在同样条件下,患同一种癌症的患者,其病程长短和预后情况是不同的。世界上有极个别患癌而不治自愈的例子,还有个别患者带癌长期生存。实验证明,癌症患者血清中有抗癌的因子,只不过这种抗体一般情况下还不能发挥消除癌细胞的有效作用。我们的任务就是通过针灸这一外因,促使体内抗癌能力占矛盾的主导地位,然后促使癌症向病愈方向转化。

五、抓住主要矛盾

食管癌患者有胸痛、进食困难、大便不正常、食管黏液增多等多种症状,其中进食困难是主要症状,也就是它的主要矛盾。由于进食困难,严重影响了机体正常新陈代谢,使机体抗癌能力降低,全身情况恶化。引起进食困难的原因,除了食管癌肿的机械阻塞外,食管蠕动功能的明显减退或消失也是主要原因。治疗时,必须先改善消化系统功能来影响食管,如采用上腹部的巨阙、上脘、中脘等穴位;同时注意提高机体的抗癌能力,促进食管蠕动功能的恢复,如采用提高网状内皮系统和能增强机体免疫能力的穴位,如大椎、身柱、风门、肺俞、曲池、血海等,治疗后短期内大部分患者全身情况明显好转,进食困难缓解。

六、从量变到质变

在针灸治癌过程中,如何正确分析患者"主诉症状"与"病理变化"的关系,是指导治疗的一个重要方面。例如,有的食管癌患者经过针灸治疗后,进食明显好转,体重增加,全身情况好转;但通过摄片检查,癌肿却未见好转,这是什么道理呢? 我们认为任何事物的变化总是由"量变"到"质变"的飞跃。"主诉症状"与癌症肿块相比,"癌症肿块"是相对"固定"的,而"主诉症状"是容易"变化"的,我们应该重视这种"变化"。于是加紧继续治疗后,再摄片检查,结果食管光滑,食管涂片示癌细胞由阳性转为阴性。这些事实又说明了癌细胞与正常细胞也是既对立又统一的,正常细胞可向癌细胞转化,癌细胞也可向正常细胞转化,两者之间并无不可逾越的鸿沟。

七、从诊断到治疗始终贯彻中西医结合的方针

正确认识癌症给征服癌症开辟了广阔的道路。可是,要具体地认识某一癌症,还要靠正确的诊断。诊断是治疗的前提和依据,不能正确地诊断就不可能有正确的治疗。

要论诊断,西医运用同位素扫描、X线透视和摄片、计算机断层成像(CT)、磁共振(MRI)、病理切片、化验等就可以明确断定是什么癌症及其严重程度。为什么在针灸治癌中还要强调中西医结合诊断呢? 这是因为西医只是主要诊断了癌症的局部情况,而癌症是一种全身性疾病,癌肿又是全身性疾病的局部表现。人体得癌就会引起全身的明显变化,特别是晚期癌症患者,往往不少部位伴有不同程度的病变,这些病变与癌肿的变化相互联系,相互影响。如果只知癌症不知其他症状和人体"五脏六腑"的病变,自然很难全面掌握癌症的发生和发展规律。这就要同时运用中医诊断,与西医诊断相互补充,如有位患者腹壁有大小7个肿块,经西医诊断确定为腹壁广泛转移性癌,但没有查清有哪些内脏受影响。我就用中医的切脉等诊断方法发现患者在"关""尺"部也有病变。结合患者的体征进行分析,查清患者中焦、下焦阻塞,同时在"关"上还发现脾阳不足,"尺"上发现肾也受影响,这就使我们比较清楚地诊断出:与这位患者腹腔癌肿相联系地存在着三焦、脾、肾的病变,为针灸治癌施术指明了具体方向。还有些症状,患者讲得出,而西医查不出,但借助于中医的辨证,却可得到明确的诊断。如有些肺癌患者,浑身感觉有游走性疼痛,靠西医的仪器就无从下手了,中医则可断定属"风",肝风或属痹证所致,往往照此治疗就能立即收效。

在诊断中运用中医的切脉,结合望诊、闻诊、问诊,可以连续洞察患者癌症的变化。西医的拍片、化验等检查总有一定的时间间隔,而癌症患者,尤其是晚期癌症患者的病情却瞬息万变,需要及时了解,抓紧治疗,否则可能发生不良结果。运用切脉等法便可随时掌握患者的病变情况,弥补西医在这方面的不足。有些患者经过一段时间的针灸治疗后,再拍片检查,从片上看不出癌症有多大变化;但从它们的脉象中却可了解到癌症的变化,这就为准确及时地择定治疗提供了依据。

中医通过望、闻、问、切等连续察知患者的病情变化,并能了解到患者体内某些由西医难以诊断出的功能性病变。但是中医诊断不可能代替拍片、切片、化验等西医诊断。尤其在检查疗效中,中医诊断带有主观性,往往偏重于患者主诉症状的改变、减轻或消失,这种缺乏科学手段证实的主观性的好转或痊愈,并不等于事实。症状好转,继而恶化;症状消失,继而复发,是常见的情况。这说明症状仅是疾病的一种外部或感觉的表现形式,它虽然反映了人体全局的一个方面,但还只是某些反映人体全局的现象发生的量变。因此在诊断中,既要首先重视患者主诉症状的变化,牢牢掌握住变化的动向,以便随时洞察病情,了解全局,了解全局量变;也要注意到病理变化的情况,掌握病情的质变。顺便也应指出,目前的切脉诊断还有很大的主观性,初学者掌握它也较困难,今后如果能用仪器在一定程度上代替人的切脉来测定经络脉息的客观变化,就可使切脉诊断提高到新的水平,也更便于普及推广了。

　　针灸治癌在治疗中也必须重视对西医知识的运用。根据笔者体会,治疗癌症不能局限于传统的中医理论,古老的针灸疗法重"证"而忽视"块";也不能按西医的理论和疗法重"块"而忽视"证",把"块"与"证"割裂开来。要辩证地处理"块"与"证","块"与"证"既有区别又有联系,有相互对立,也会互相转化。譬如,疼痛确是癌症患者的常见现象,是癌症之证。若疼痛继续发展,位置相对稳定,则疼痛部位很可能就出现转移灶;反之,疼痛减轻、消失,并保持一个相当时期,"块"就可能缩小以至消失。"块"也往往同样影响到"证"。"块"与"证"的这种相互转化决定了针灸治疗要立足于整体,正确处理好"块"与"证"的关系。

　　12年前,笔者碰到一位被某大医院判定"最多能活1周"的晚期食管癌患者。患者气急明显,进食极其困难,每天一二两流质也难下咽。为了抢救他的生命,我分析了病情,认为进食困难是当时矛盾的主要方面,当务之急是要解决进食困难问题,否则患者就危在旦夕了。食管黏液是引起进食困难的重要原因之一,它使患者口张不大。要让口张大,就得从减少黏液入手。开始我想,黏液可能来自食管,如食管病变不能好转,黏液就很难解决,这样一来,又回到肿块这个难题上来了。后来,我运用中西医综合分析,发现食管黏液原来并非来自食管,而是分别来自腮、颌下、舌下3对腺体,食管里的黏液不过是"流",3对腺体才是"源"。于是一方面取穴恢复食管的蠕动功能,缓解梗阻以疏"流";另一方面对3对腺体分别施用针灸和中草药以堵"源",结果食管黏液很快减少,患者口能张大了,进食增加了,整个机体条件变好了。根据地巩固了,就使癌肿孤立起来,对于孤立之敌,是采用刀切、光照、药杀的方法,还是立足于促使癌细胞的转化呢? 我选择了后一种方法。参照大椎、陶道、膈俞、肩中俞、足三里等穴有激起网状内皮系统、淋巴细胞和吞食疟原虫的效用,以及针灸这些穴位所在经络(如督脉、足太阳膀胱经、手阳明大肠经)可消灭流感、肝炎、脊髓灰白质炎病毒的科研成果,用针灸加中草药,调动体内一切抗癌积极因素。经过6个月的治疗,患者体重增加了22kg,食管变光滑了,癌细胞也找不到了,不久重返了工作岗位。12年的追访中,健康状况一直很好。由此可见,针灸治癌离不开西医生理学、解剖学、组织学等一系列现代科学知识,更不应退回到古代针灸学的老概念上去。同时,还必须对穴位的作用和原理进行深入探讨,才能克服中医中存在的某些盲目性,才能更好地提高疗效和发现新穴位。

对于中西医结合的意义,其理解应该是广阔的,不能认为只是疗法上的并用。在实践中探索中西医理论上的结合、贯通,也是一个重要方面。当然在临床实践中,疗法上结合不可忽视,但这种结合不是简单的机械加法,更不是搞中医西医化,用西医解释或硬套中医,而是有机的结合。1974年,笔者遇到一个左侧肺癌患者,放疗数月后,左侧肿块消失,却转移到了右侧。经X线检查,右下肺出现了10余个黄豆般转移灶,这说明西医的放疗对癌细胞具有强大杀伤力,这是目前针灸无法比拟的,但放疗没有从整体上解决问题。我根据切脉诊断,患者整体阴虚,肺经、大肠经、肾经都虚,就取穴内关、筑宾等以调整其阴虚,并取穴中府、太渊、曲池、太溪等为主进行总体调整,半年后,右下肺小结节影完全消失;X线检查未见明显的转移灶,现已恢复工作。

又如,有些癌症放疗效果较好,但放疗初期往往伤气、伤阴,出现气滞、气郁,这时用针灸和中草药补气、理气、养阴,就能减轻副作用,提高疗效。放疗中、后期采用针灸活血化瘀、养阴,也可起到较好的治疗作用。有些化疗药物毒性较大,对于大部分晚期癌症患者不能取得满意疗效,如改为小剂量中医的穴位注射却可收到好的效果。可见坚持中西医结合就能弥补中、西医各自的局限性,体现出扬长避短的原则。

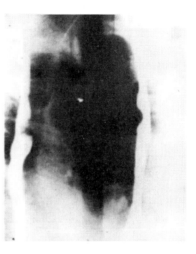

图1-6 1969年4月X线片

[**例3**] 朱某,男,41岁。颈段食管癌。1969年4月因进食后胸骨后疼痛,进半流质困难,来我院门诊检查。X线片:食管颈段有4cm长缺损(图1-6);食管涂片:癌细胞阳性(图1-7)。

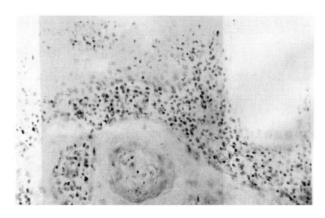

图1-7 治疗前食管细胞涂片

经过2个月放疗,在放射前和放射期间都采用针灸治疗,后因发热不退,咽喉部梗阻感加重,进流质也困难,二次送急诊。急诊医生认为无特殊处理。因患者明显消瘦,体重减轻,于1969年6月来针灸门诊治疗。

治疗到 1969 年 7 月,患者能进干饭,这时食管 X 线片示食管肿瘤已不明显(图 1-8),食管涂片示癌细胞阴性。再继续治疗 6 个月,食管 X 线片已完全正常,多次复查正常(图 1-9)。

患者已完全恢复工作,能挑 100kg 担子,能参加打球等活动,随访已 11 年余,多次摄片复查,食管无病变发现(图 1-10)。

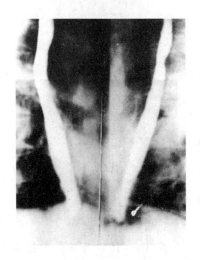

图 1-8　1969 年 9 月 X 线片,
颈段食管已完全正常

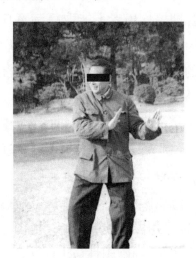

图 1-9　治愈后已恢复工作,
1980 年在公园锻炼

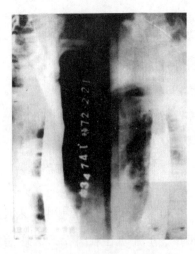

图 1-10　1972 年 2 月 X 线片,颈段食管完全正常

八、免疫学理论与针灸治癌

1. 免疫诊断方法的应用 我们在针灸治癌中已采用淋巴细胞转化试验、大单核细胞吞噬试验、免疫球蛋白测定等免疫诊断手段,在患者针灸治疗前、治疗中和治疗后反复测定,进行对比,以判断针灸疗效。

2. 免疫疗法在治癌中的探索 如美国科学家把化学菌剂 BCG(即卡介苗)注射到实验动物体内的肿瘤中,结果百分之百地收到减少肿瘤或根除瘤细胞或抑制转移的疗效。其机制是 BCG 刺激了白细胞,使之以较通常更为集中的力量抨击肿瘤,就像凸透镜对阳光的聚集作用那样,把人体免疫系统的作用集中起来,加强了他们的抗癌力量。

3. 加强或抑制宿主免疫能力与肿瘤发生发展的试验 南斯拉夫科学家发现,由病毒诱发的肿瘤在免疫能力被抑制的情况下,癌瘤的发生率升高;而化学致癌物质诱发的癌瘤则无此现象。又有科学家研究发现,正常人的周围血液循环中,34%的淋巴细胞为 B 细胞,细胞表面有致密的免疫球蛋白;66%的淋巴细胞为 T 细胞,细胞表面仅有少量的免疫球蛋白。研究又证明,缺乏细胞免疫力的人患恶性肿瘤的机会更多。

又据北京医学院(现北京大学医学部)肿瘤研究所报道:①某些肿瘤病毒(白血病病毒)在其诱发肿瘤的过程中,首先侵犯淋巴母细胞,使其失去向免疫活性细胞分化的能力;②大多数的化学致癌剂,皆有抑制机体免疫系统的作用;③长期给予淋巴细胞血清,可以升高实验动物自发或诱发肿瘤的发病率。

4. 利用病毒治疗恶性肿瘤的探索 国外报道过下列一些试验:

(1)如淋巴细胞白血病的治疗过程中感染麻疹病毒对肿瘤有疗效。

(2)恶性黑色素瘤:狂犬病疫苗、牛痘疫苗有疗效。

（3）宫颈癌：腺病毒、新城鸡瘟病毒有疗效。

（4）淋巴瘤：自然感染水痘及麻疹，不会影响病程。

（5）胃癌已转移、转移性前列腺癌、膀胱转移癌、转移性乳癌各 1 例，经新城鸡瘟病毒治疗后肿瘤消退。

虽然有许多科学家探索过这条免疫治癌的途径，但总的疗效还不满意，原因是体内抗癌力量是很大的，但他们只发挥了体内极少的一部分。我们搞针灸治癌，就是要用针灸配用中草药这一方法，不断调整机体病理状态使之达到正常状态，这样就能较大限度地发挥机体内免疫力量来制服癌症。

第二章

针灸学基础

第一节　中医基本理论与针灸学

针灸学是祖国医药学中一门重要的学科,是中医学中不可分割的一部分。所以要学好针灸必须学好中医学理论,更重要的是通过临床实践来掌握运用其理论。

一、阴阳五行

阴阳五行是中医理论中的核心,是解释一切生理病理现象的根据。针灸治疗要得到满意的疗效,也必须掌握阴阳五行。古人在劳动实践中发现自然界一切事物生长、发展和消亡都有着对立的两个方面。例如,白天和黑夜,冷和热,表和里,虚和实,湿和燥,强和弱……古人把它归于阴阳两个方面。阴阳学说就逐渐成为认识和掌握自然规律的一种思维方法。以后古人称天为阳,地为阴;昼为阳,夜为阴;男为阳,女为阴;气为阳,味为阴;等等。在医学中人体的生理活动,疾病的发生、发展,亦不出阴阳变化的道理,在针灸上亦如此。针灸中的十二经脉就包括 6 条阳经、6 条阴经。我们根据"阳病治阴,阴病治阳",就可以知道取穴时选择阳经为主还是阴经为主了。再如,根据"阳实则外热,阳虚则外寒;阴实则内寒,阴虚则内热"的原则,了解疾病出现的寒热症状在内还是在外,确定是属于阴还是属于阳,然后再确定要取阳经还是阴经上的经穴为主进行治疗。

古人又发现,自然界最多见的是木、火、土、金、水等物质现象,称之为"五行"。古人往往又以木、火、土、金、水五行归类,结合阴阳学说来解释一切自然现象。

五行相生相克规律:因为木可燃烧,故木能生火。因为任何东西被火燃烧后即变成灰土,故火能生土;因为任何金属皆是从地下开采出来的,故土能生金;因为任何金属皆能熔化为液体,故金能生水;因为草木生长要水,故水能生木,从而得到五行相生学说。即:木生火,火生土,土生金,金生水,水生木。又从种植树木可以巩固河岸、路边以防止泥沙流失,故木能克土;土可以筑坝,阻挡洪水,故土能克水;因水能灭火,故水能克火;因火可将金属熔化,故火能克金;斧头是用金属做成的,可以劈木,故金能克木,从而得到五行相克的学说。即:木克土,土克水,水克火,火克金,金克木。这种五行相生相克关系可用图 2-1 表示如下:

古人以五行相生相克的关系来解释事物之间相互关系及其运动的规律。在此基础上,古人又以五行相生相克来解释人体内脏相互资

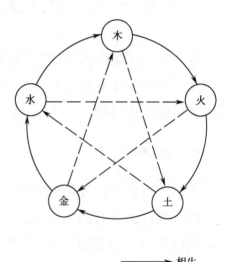

→ 相生
--→ 相克

图 2-1　五行相生相克关系

生、相互制约的关系,并将五脏六腑配属五行,在医学上解释人体所有的生理病理现象。例如,肝、胆属木;心和小肠属火;脾和胃属土;肺和大肠属金;肾和膀胱属水。再根据五行相生相克原理可知五脏六腑亦有相生相克关系。例如,肝、胆(属木)与心、小肠(属火)是相生关系;而与脾胃(属土)则相反,是相克关系。例如,肝脏患者往往食欲不振、腹痛、吐泻,也即肝病影响到脾,即木克土,其他类推。临床上如能掌握五行学说就能指导诊断和治疗疾病。例如,当肝、胆(属木)有病时,我

们可以直接治肝、胆，也可以"治其母"，根据五行理论水生木，肾和膀胱属水，故可治肾和膀胱；或"治其子"，木生火，心和小肠属火，故可治心和小肠。针灸上应用的治疗原则"实则泻其子，虚则补其母"即五行学说在针灸治疗上的具体应用。十二经脉同样亦可用五行归类，配以五脏六腑。因而阴阳五行学说对于针灸临床治疗起着十分重要的指导作用。

古人又将复杂的生理现象，归属于五脏之中。例如，"心"不仅代表循环系统，同时还代表神经系统，即大脑，所谓"心主神"。"肾"不仅代表泌尿系统，同时还代表生殖系统和内分泌系统，故"肾"在中医中十分重要，所谓"肾为先天之本"。"脾"代表整个消化系统，所谓"脾主运化"。"肝"代表血液的贮藏和在全身的分身，还与中枢神经系统的活动有关。"肺"代表呼吸系统。明确和掌握以上原理，对于临床实践有很大的指导作用。以上所介绍的阴阳五行学说在针灸学上的应用，仅仅是举其一二，其实际临床指导意义要大得多。

二、四诊、八纲

四诊、八纲是中医诊断疾病的方法。四诊，即指望、闻、问、切。八纲，即指阴阳、表里、虚实、寒热。临床上要用望、闻、问、切四诊的方法，把患者疾病进行八纲归类，然后来确定治疗方法。针灸治疗要取得满意的效果，首先诊断要正确，就要很好地掌握四诊、八纲中医诊断方法，如再结合西医"望、触、叩、听"和现代科学器械的检查，那么对疾病的诊断就更为满意了。

（一）四诊

1. 望诊　就是医者用眼观察患者的神色形态，以测知病情轻重和变化。例如，一般实证患者症状表现虽然严重，但神气尚好，就是正气未伤，针灸可用泻法，预后一般是良好的；相反，一些虚证患者，症状表现虽不严重，神气却萎靡不振，是正气衰疲的现象，针灸时可用补法，预后一般较差。再如"肥人多中风，瘦人多劳嗽"，在临床上也是屡见不鲜的。舌诊也属于中医望诊的一门专门技术,临床上很实用,此处不再细述。

2. 闻诊　中医闻诊包括耳听和鼻嗅两个方面。例如,外感实证、热证患者,说起话来语音往往响亮,高声多语;反之,内伤虚证、寒证患者,说话往往低微,声低语少,有气无力。如患者口臭,说明胃中有热;大便有酸臭气,多是肠有积热;大便腥臭稀薄,多属肠寒症状。当我们见到患者询问病情时,即同时用耳听、鼻嗅,辨别病情阴阳、表里、虚实、寒热,以确定针灸取穴及补泻手法。

3. 问诊　通过与患者或其家属说话,了解病情,这对于疾病的确定和诊断很重要。问诊时,主要应问寒、热,出汗否,身体有无酸痛,大便情况,胃口好否,五官状况如何,以及是否有头痛、头昏等症状。

4. 切诊　中医诊脉是一项专门技术,将在本书第三章详述。

这里只介绍与切诊有关的俞穴压诊法,这在针灸临床上是常用的:检查方法是用医者右手拇指紧贴于患者背部脊柱两旁的足太阳膀胱经部位,由上而下在各俞穴上施以适当压力,通过由上至下或由下至上推压,如患者诉某一俞穴有酸、重、胀、麻、痛等感觉时,说明患者疾病反映到此穴上来。就在此穴针灸,大都得到满意疗效。压诊法还可用于检查身体其他部位来诊断和治疗疾病。

（二）八纲

八纲即阴阳、表里、虚实、寒热。阴阳是八纲的总纲,其概括意义甚广,关于经络、脏腑的全体诊察内容,统属于阴阳。表里是指病症部位的深浅。寒热、虚实是指病症的证候性质。疾病的性质从一定部位上反映出来,而部位和性质又是以经络脏腑为归属的。所以八纲辨证就是经络脏腑全身证候综合分析得到的概念;说明各种证候既有寒热、虚实性质的一半征象,又有经络、脏腑、表里部位上的不同特点。一般来说,对于阳证、表证、实证、热证,施行针灸时针刺要浅些,针量偏多些,少灸,手法以泻法为主,有的甚至需要用放血疗法;而阴证、里证、虚证、寒证,则针刺要深些,针量偏少些,多灸,手法以补法为主,或用留针法。

三、经络

（一）经络与针灸的关系

经络是十二经脉、十二经别、十二经筋、十二皮部、络脉和奇经八脉的总称。

古人认为，经络是人体气血运行的通路。它内通脏腑，外连四肢、筋骨。通过经络运行可以调节阴阳，滋养筋骨，赖以维持人体的正常功能。当外邪侵犯人体时，如果遇上经气失常，正气虚弱不能抵抗外邪，病邪就会通过经络由表及里，由浅入深，侵入人体脏腑，使人生病。反之，邪气不太盛，体质又强壮，或病邪虽重，但能及时得到正确治疗，虽在经络的疾病也不一定传到脏腑。因而经络在生理、病理、诊断、治疗等方面，从理论到实践均起着重要的作用。它可用以归纳临床上所出现的复杂症状，从而得出正确的诊断和治疗。针灸学与经络的关系更为密切而重要。经络中又以十二经脉为主。

现代科学对十二经脉的看法：近几年来，很多学者对经络作了现代科学的研究，提出了很多不同的看法。有的讲经络即是神经，因为针刺后的酸、重、胀、麻、痛等感觉均是刺激神经引起的；并且针刺感觉通路和神经通路有的地方也有一致性。特别是巴普洛夫学说传入我国以后，经络即神经学说风行一时，至今还有一些学者抱有此看法。有的说经络是血管，气血在经络中运行即是在血管中运行。有的说经络即是皮肤表面一些传电良导点的连线。有的从胚胎发生学说来阐述经络……总之，众说不一，学派很多，但均不能用来完全解释经络现象。例如，针刺合谷能止下牙痛，却找不出其间有何神经联系，用神经学说就不能解释。在通常情况下，针刺要避开血管，如果血管是经络，又为什么要避开呢？用血管学说亦不能解释。现在中外很多学者已都认为经络是客观存在的，问题是如何用现代科学去研究和发现经络。

（二）经络学说对针灸临床的指导意义

有人问,学了经络对于针灸临床到底有何帮助呢?我们说,如果不掌握经络,在临床上用针灸治疗效果就不满意,对疾病的很多证候也无法归纳理解,对数百个穴位及其规律也无法认识和寻找……而掌握了经络就可以使这些复杂的现象和问题迎刃而解,从而使针灸学习由难变易,由繁变简,经穴的规律也便于掌握和运用了。经络学说在针灸上的应用可分为以下几点:

1. 本经通路,本经经穴主治　即凡是本经络所通过之处,也就是本经络上经穴所主治的部位。临床上常用的局部取穴及循经取穴法就是根据这一原则。例如,胃经所经过的部位有病,胃经上的经穴足三里都可治疗。

2. 本经经穴主治本经疾病　即凡是本经上经穴都能治疗本经络所主治的疾病。因而我们只要记住经络主治的重点,经络上个别经穴的主治作用就迎刃而解了。例如,肺经主治的是呼吸系统的疾病,那么肺经上的个别穴位也都能主治呼吸系统的疾病了。

3. 肘膝以下66个穴治全身疾病　即肘膝关节以下的66个要穴可以治疗该穴所属经络的一切病变。但是肘膝关节以上头、胸、腹部的经穴一般只能治局部的病变。例如,合谷在手部能治牙病和手病,而颊车在面部却只能治牙痛不能治手痛;支沟、阳陵泉分别在前臂和小腿可以治胸胁痛,但胸胁部经穴却不能治四肢部疾患。因而初学针灸的人只要很好地掌握肘膝关节以下的几十个要穴,临床上也能治疗很多疾病。这些经穴应用时非常方便,而且很安全,不易发生意外。

4. 表里经穴相互治　即凡互为表里的两经经穴可兼治两经之病。例如,胃病除可用胃经上的足三里等穴治疗外,亦可配用脾经上的公孙、三阴交等穴,因为胃经和脾经互为表里。其他类推。十二经脉表里如下:胆经为表,肝经为里;胃经为表,脾经为里;小肠经为表,心经为里;大肠经为表,肺经为里;膀胱经为表,肾经为里;三焦经为表,心包经为里。

5. 经脉名称提及的内脏,即是经络主治　从某一经脉的命名可约略知道该经脉主治重点,例如,肺经可治呼吸系统的疾患,其他依次类推。

(1)经络部位分布

手之掌侧,由胸走手。

　　前:手太阴肺经。

　　中:手厥阴心包经。

　　后:手少阴心经。

手之背侧,从手走头。

　　前:手阳明大肠经。

　　中:手少阳三焦经。

　　后:手太阳小肠经。

足之内侧,从足走腹(内踝上 8 寸以下,足太阴脾经在中,足厥阴肝经在前)。

　　前:足太阴脾经。

　　中:足厥阴肝经。

　　后:足少阴肾经。

足之外侧,从头走足。

　　前:足阳明胃经。

　　中:足少阳胆经。

　　后:足太阳膀胱经。

古人叙说人体正常站立时应该两手上举。足三阴经从足走腹,手三阴经从胸走手,手三阳经从手走头,足三阳经从头走足,符合阴升阳降规律。同时手足阳经均在身体外侧及背侧,手足阴经均在身体内侧及腹侧,胃经例外。

(2)十二经穴主治纲要

1)手三阴经穴皆主治胸部疾患。

A. 手太阴肺经经穴主治喉、胸、肺疾病,以肺为主。

B. 手少阴心经经穴主治胸、心部疾病及神志病,但以心部及神志病为主。

C. 手厥阴心包经经穴主治胸、心、胃部疾病及神志病,但以心病和胃病为主。

2)手三阳经经穴皆治头部疾患。

A. 手太阳小肠经经穴主治头、项、五官、神志病及发热病,但以治背侧的项肩疾患为主。

B. 手少阳三焦经经穴主治头、面、五官、胸胁部疾患及发热病,但以治侧面、耳部疾患为主。

C. 手阳明大肠经经穴主治头、面部五官及发热病,但以治正面的口、齿、面部及发热病为主。

3)足三阳经、足部经穴主治头、面、五官疾病,膝以下经穴主治身躯脏腑的疾病。

A. 足太阳膀胱经主治眼、鼻、头、项、腰背、后阴部疾患及神志病和热病,而以治身体背部疾患为主。

B. 足少阳经经穴主治头、面、五官、胸胁部疾病及热病,而以治身体侧面疾患为主。

C. 足阳明胃经经穴主治头、面、五官疾病,神志病、肠胃病及发热病,而以治身体正面疾患及胃肠病为主。

4)足三阴经经穴皆治腹部内脏疾患。

A. 足太阴脾经经穴以治胃肠疾病为主,其次是生殖、小便方面的疾患。

B. 足厥阴肝经经穴以治生殖方面疾患为主,其次是小便及肠部的疾患。

C. 足少阴肾经经穴主治生殖、小便方面的疾患及肠、肺的疾患。

（三）奇经八脉

一些复杂的内科病,特别是癌症,除了正经有病,奇经往往也有病;

而且有很多肿瘤表现以奇经有病为主。所以临床上掌握奇经八脉的诊断与治疗,对切脉针灸治癌是很重要的。

1. 督脉

(1)循行路径:从尾骨下"长强"向后沿着脊柱内上行,至"风府"处入于脑,上行头顶,沿额、鼻柱至上齿。

(2)功能及主治:督脉为"阳脉之海",主治腰背、头脑病症,如头痛、项强、癫狂、惊痛、角弓反张、腰背痛等。

2. 任脉

(1)循行路线:起于少腹,从"会阴"向前沿腹、胸正中线直上,至"关元",再上至咽喉,向上到下颌部,环绕口唇,沿面颊到达目下。

(2)功能及主治:任脉为"阴脉之海",主治小腹部男女生殖器病症、疝气、肠胃病、胸腹腔肿瘤、白带、卵巢子宫癌等。

3. 冲脉

(1)循行路线:起于少腹内,出"气冲",与足少阴经相并,挟脐旁上行,至胸中后分散。

(2)功能和主治:冲脉为"血海",与生殖和内分泌关系密切。

4. 带脉

(1)循行路线:起于季肋下,围绕胸腹一周。

(2)功能主治:约束诸经脉,主治腰以下病症及瘫痪。

5. 阳跷脉、阴跷脉

(1)循行路线

阳跷脉:足太阳脉分支,起于跟中,从外踝上行,经髋部、胁肋和肩胛部外侧,从面颊部至目内眦,上行入风池,从风府穴处入脑。

阴跷脉:足少阴分支,起于然谷之后(照海),经内踝,上沿大腿内侧进入阴部,再入循胸至缺盆,出于人迎之前,到颧部,属目内眦,与足太阳、阳跷脉合而上行。

(2)功能及主治:关系到睡眠和运动。阴跷有病,下肢伸肌弛缓,屈肌紧张,足内翻。阳跷有病,下肢屈肌弛缓,伸肌紧张,足外翻。

6. 阳维脉,阴维脉

(1)循行路线

阳维脉:起于足太阳膀胱经的金门穴,沿下肢外侧向上,经胁肋至肩胛,循行于耳后及头侧。

阴维脉:起于下肢内侧之筑宾穴,沿大腿内侧上行进入小腹,通过胁肋、胸腔上至咽部廉泉穴。

(2)功能及主治:联络阴阳经脉,起调节气血的作用。阳维联络阳经,阴维联络阴经。阳维为病,苦寒热;阴维为病,苦心痛。

(四) 经络理论在针灸治癌诊断上的运用

要诊断癌症离不开西医的方法,如检查食管癌都要通过 X 线片和食管涂片。这些诊断手段虽然比较明确可靠,但只能静态观察癌肿这一局部,对癌肿与全身的联系、机体的动态变化还不能反映。癌症是全身性疾病,癌肿不过是癌症在机体薄弱环节上的表现。人生了癌,就会引起全身明显的变化。特别是晚期癌症患者,他们的肝、肾、心、血管等往往发生不同程度的改变,这些变化会随时反映到经络的病变上。针灸治癌前必须诊断出患者病变的经络,通过针灸调整经络的异常,激发体内抗癌力量,达到治疗目的。《黄帝内经》中说:"凡刺之理,经脉为始,营其所行,制其度量,内次五脏,外别六腑。"所以在西医诊断的基础上,还须采用中医的切脉、耳穴、舌诊等配合诊断,以掌握动态变化。

1. 按症归经 每条经络都会反映一定的症状,这在中医学上有系统的记载。据此,对于在体表的肿瘤,我们就根据肿块的位置有哪些经络通过,找出病变经络。例如,有个患者患左下肢小腿外侧皮肤癌,肿块部位有胃经、胆经通过,治疗时重用了调整胃经、胆经,以及表里经(脾经、肝经)和母子经(小肠经、膀胱经、大肠经)的穴位;同时配用了影响到其他内脏的经络,使胆经、胃经恢复正常,结果皮肤癌缩小和消失。对该例患者曾随访 11 年余,仍健在并任乡村邮递员工作。还有一患者患左乳癌,乳房属胃经,乳头属肝经。再结合患者症状:先有对侧右下腹部胀,随后左鼻塞,再有左乳房抽痛现象。右下腹与肝经、冲脉有关,鼻塞与肺经有关。治疗时用了调整这些病变经络的穴位和背部的反应点、色素点等。结果肿块消失,恢复劳动。

2. 根据穴位的反应(压痛等)寻找病变经络　经络有了病变,相应的穴位也有反应。《黄帝内经》中谈到"察其所痛,左右上下,知其寒温,何经所在"。如子宫颈癌、子宫肿瘤患者,在三阴交、血海等穴就能找到压痛点。有个晚期贲门癌患者,进流汁都困难。经检查发现背部至阳、筋缩有压痛,说明督脉有病;同时肾俞、复溜也有明显压痛,并且左侧大于右侧,说明以左肾经病为主;另外,胸腹部中脘、中府压痛也明显,说明脾经、肺经也有病。找出这些病变经络,在不同阶段重点采用相应经络治疗,使经络病变恢复正常。经过半年治疗,患者贲门摄片,病变消失,恢复健康,曾随访 11 年一切正常。

3. 根据经络部位阳性反应物——色素点、斑隆起、凹陷结节,寻找病变经络,配合诊断　有个晚期左侧肺癌患者,在鼻梁与眼睛间有一直径 5~6cm 的黑色素斑。肺主鼻,肾主黑色。说明虽然患者其他经络亦有病变,但以肺经、肾经为重点,因此在调整其他经络的同时,着重调整肺经、肾经。治疗一个阶段后,症状缓解,X 线片示病灶有所好转,鼻部色素斑亦消退。

另外,有些晚期食管癌患者,往往可在背部相对部位脊柱两侧扪及米粒大小的阳性异常物,并有剧痛。针刺这些异常物,或根据它的位置取穴(如异常物在第 5 胸椎两侧或心俞穴上,说明心经有病变,须调整心经),可使患者疼痛、进食困难等症状明显缓解。

在治疗癌症时,我们还发现有的患者身上同时有良性肿瘤,以皮肤上较多。如肺癌、食管癌等胸腔肿瘤患者,在背部相应部位有较小的良性肿瘤发现,有的是黑痣或皮肤疣,小如针尖,大如蚕豆。在病情发展、肿瘤增大时,良性的肿瘤色泽新鲜,也有增大;如病情好转,病灶缩小时,痣和疣的颜色变暗,无光,表皮萎缩,缩小。这些痣和疣的部位给寻找病变经络提供了线索。

4. 根据体表导电性能较好的点及部位寻找病变经络 病变的经络较容易传电,因而可以作为诊断的一种参考。有一位患中段食管癌的患者,检查时发现肘后及背部厥阴俞、脾俞、胃俞、大椎、身柱等穴容易导电,分析肘部属心经、肺经,大椎、身柱属督脉。调整肺经、心包经、胃经和督脉。治疗2个月后再手术,发现癌肿被包膜包围,与手术结合治疗,随访9年余,仍健在。

5. 切脉 "血之隧道,气血应焉。"(《濒湖脉学》)通过切脉可以了解患者经脉病变,使用方便灵敏,能够动态而较细致地观察经络的变化,提高疗效。有个患者腹壁有大小7个肿块,经过超声、病理切片及扪诊检查,确诊为腹壁广泛性转移癌,但没有查清哪些内脏受影响。切脉中发现患者"关""尺"脉涩,结合体征分析,说明患者中焦、下焦阻塞;同时右"关"脉弱无力,反映脾阳不足;此外"尺"脉沉、细,看来肾也受影响,这就补充了病情,为针刺取穴提供了方向。

四、脏腑

脏腑是临床上辨证论治的基础,脏腑功能的失调必然要反映于临床。因此,通过四诊(望、闻、问、切)辨明属于哪一脏腑的疾病,就是中医的诊法(表2-1,表2-2)。

表2-1 五脏虚证简表

五脏虚证		临床表现	治法
心	阴虚	虚烦而悸,失眠,多梦,潮热盗汗,颧红,口舌生疮,口干少津,脉细数	养心安神
	血虚	心悸,怔忡,健忘,失眠,多梦,面色无华,舌淡,脉细	养心安神
	阳虚	心悸,气喘,心痛,甚则怕冷,四肢厥冷,昏迷,舌淡白,脉细弱或虚大或结代	温通心阳
	气虚	心悸,自汗出,脉虚无力,舌淡苔白	补益心气

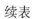

续表

五脏虚证		临床表现	治法
肝	阴虚	烦躁易怒,头痛眩晕,耳鸣,妇人月经不调,舌红而干,脉弦细而数	养阴清热
	血虚	头昏目眩,肢体麻木,震颤,妇人月经不调,舌质淡红,脉弦细	补血
脾	阴虚	不思饮食,口干唇燥,舌干少津,甚则干呕,脉细	养阴和胃
	阳虚	脘腹冷痛,喜温喜按,肢末不温,畏寒,食少倦怠,大便溏薄或食谷不化,肠鸣酸痛,舌淡苔白,脉细无力	温补脾阳
	气虚	面色萎黄,食少倦怠,少气懒言,大便溏薄,甚则脱肛,舌淡,苔薄,脉缓无力	补气健脾
肺	阴虚	咳呛气逆,痰少黏,吐咯不利,痰中带血,潮热盗汗,午后颧红,失眠,舌红少苔,脉细数	滋阴润肺
	血虚	咳而短气,痰清稀,懒言,倦怠,声音低怯,面色㿠白,形寒恶风,自汗,舌淡白,脉弱	补益肺气
肾	阴虚	头昏,眼花,耳鸣,腰膝酸软,两足痿软,遗精,舌红,脉细而数	滋阴补肾
	阳虚	恶寒肢冷,五更泄泻,下利清谷,腰背疼痛,滑精阳痿,多尿,脉沉迟,舌淡苔白	温补命门
	气虚	咳逆短气,动则尤甚,咳时汗出,小便随咳而出。甚则痰鸣,面色浮肿,舌淡脉弱	固肾纳气

表 2-2　五脏实证简表

五脏实证		临床表现	治法
心	心火上炎	心胸烦热,口舌烂,舌尖红,口渴唇红,小便赤痛,尿血,苔黄,脉滑数	泻心火
	心血瘀阻	心悸,胸痛,痛不可忍,汗出肢冷,舌质黯,有紫瘀斑	活血化瘀
	痰迷心窍痰火扰心	神志痴呆,语言错乱,呕吐,昏迷,舌强不语,打人骂人,面赤,脉滑	镇心涤痰清肝泻心

续表

五脏实证		临床表现	治法
肝	肝风	高热抽搐,颈项强直,神昏,脉数	平肝息风 清热化痰
	肝阳上亢	头痛,口干,咽干,烦躁易怒,失眠,脉弦数	平肝潜阳 滋阴清热
	肝火	头痛,面红目赤,口苦干,烦躁易怒,尿黄便干,舌红苔黄,脉弦有力	清肝泻火
脾	湿热中阻	脘腹痞闷,口苦,不思食,身重,口干腹痛,尿黄,口生疮,舌苔黄腻,脉濡数	化痰开郁 滋阴润燥
肾	下焦湿热	水肿,淋浊之症	清热利湿
肺	风热犯肺	发热,喉痛,口渴,痰黄带血,胸痛,脉滑数,舌红苔黄	辛凉泄热
	燥邪犯肺	干咳,痰不爽,口燥,发热,舌尖红,脉数	清热润燥

中医治疗学中的方剂学和药物学,都以脏腑病症为依据。根据方剂学和药物学的特点,临床按疾病的具体情况选方用药。

第二节　针灸基本知识

一、针灸须知

针和灸均属于外治法(表2-3),属现代物理疗法的范畴。它是应用针和灸在人体一定的经穴上施加刺激,使之产生轻重不同的反应,并运用各种手法或补或泻,从而调整人体阴阳气血的偏盛偏衰,激发体内功能,达到防治疾病的目的。

(一) 针刺法

针刺法是用金属制的细针刺入人体表经穴,施以一定的手法,使患者产生酸、重、胀、麻、痛等感觉,达到疏通经脉,调和气血,补虚泻实,以防治疾病的目的。这里主要介绍毫针疗法。

表 2-3　各种形式的针灸疗法

	种类	方法
针	针刺	毫针 26~30 号
	芒针	5 寸至 3 尺之长针 29~30 号
	梅花针（七星针）	丛针(5~10 支)
	温针	毫针+艾绒+火
	火针	大针放火中烧至发红后,迅速刺入组织内
	皮内针	用细小皮内针或撳针留于经穴内,可置 2~7天
	耳针	应用耳部经穴治疗全身疾患
	鼻针	应用鼻部穴位治疗全身疾患
	面针	应用面部穴位治疗全身疾患
	电针	毫针针柄上通电流
	穴位注射法	针刺+注射液
灸	直接灸	艾炷加火
	间隔灸	艾灸加姜、蒜、附子。艾炷隔药饼施灸
	艾条灸	艾条或药条加火
	太乙神针法	纸卷药物,直径约 1cm,燃火隔布熏灸患处
	拔罐疗法	竹筒、玻璃杯或陶瓷罐用酒精棉球或纸条在罐内加热后倒扣在一定部位
其他疗法	刮痧疗法、挑针疗法、割治疗法、指压疗法	

　　1. 针具　古代有"九针",其中有的用以排脓,有的用以放血,有的用以按摩。历来经过不断改造,有许多已经淘汰了,只有毫针还保持着

原来的形状,并且成为目前应用最广的针具。目前的毫针大多为不锈钢针,它有很多优点,首先不会生锈,不易折断,而且粗细均匀,应用方便,价廉物美,为针灸医生所喜用。长短有 0.5 寸到 7 寸,一般应用 1~1.5 寸已经够了,除非刺环跳等较深的穴位(则需要一根 3.5 寸长的针)。毫针的粗细常用 28 号的。

2. 切脉针灸进针器　切脉针灸选择快速进针器(图 2-2),无痛或微痛,大大减轻了患者的不适感;另外,选择镀金或镀银的 0.3mm×1 寸的一次性毫针,并且针刺的深度很浅,减少了针刺的危险性。总之,我们的宗旨是"无病防病,有病治病,舒舒服服治大病"!

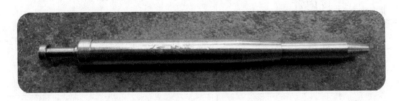

图 2-2　进针器

3. 针刺法

(1)首先让患者取适当的体位。掌握的原则是:①使患者舒适;②便于医者取穴和行针,如遇衰弱患者或老人,最好使患者卧位针治。常用的体位有仰卧、俯卧、侧卧、伏坐、横肱、仰掌、仰靠等。

(2)经穴及针尖消毒后,根据经穴部位及病情需要采取直刺(90°)、斜刺(35°~45°)、横刺(15°~25°)、深刺、浅刺。

直刺:针身呈 90°垂直刺入,这是最常用的一种。

斜刺:针身呈 35°~45°倾斜刺入,应用于头部的风池、胸部的中府、腕部的列缺、足部的昆仑等穴。

横刺:针身呈 15°~25°轻刺而入,适用于头部诸穴及胸部膻中等穴。

深刺:四肢肌肉丰厚处及腰腹皮内充实处,如环跳穴。

浅刺:四肢肌肉浅薄处,胸背心、肺所居处及头部皮薄处。

(3)进针:一般采用快速捻转进针法,先快速刺透表皮,然后渐渐捻入应达深度。进针大多采用指切押手法,即用左手拇指揿住孔穴,将针尖沿着指甲的边缘刺入。

(4)行针:初学者一般可采用平补平泻法,即将针做前后相等角度捻转(45°~90°),配合适当的提插,以达到酸、重、胀、麻等感觉为度,必要时可以留针。

(5)退针:一般采用慢捻转退针法。出针后随即将棉球按住针孔,并轻轻按揉片刻,可防止出血和血肿。

4. 针刺得气和切脉针灸得气　针刺得气是指针刺后要出现酸、重、胀、麻等感觉反应。针刺必须在得气的情况下施行适当的补泻手法,才能获得满意的治疗效果。古人说:"气速至而速效","气迟至不治"。可见古人对于得气是十分重视的。针刺未得气时,医者针下会感到空虚无物,患者也没有什么感觉;而当得气时医者手上会感到有针下沉重、紧涩的现象,患者也同时出现酸、麻、重、胀的感觉,并有长短快慢不同程度的放射传导。

切脉针灸不需要以酸胀麻痛的感觉为依据,而是以脉象的变动为依据,也就是说在针刺入穴位以后脉象应该有所变化,由原来患者异常的脉象变成正常的脉象或向正常的脉象靠近即是得气。人的感觉总的来说还是比较粗浅的,人体内很多变化自己是感觉不出来的,现代西医的检查与化验就证明了这一点。但是,中医脉象的变化要比人的感觉灵敏精确得多。脉象反映患者整体的情况,医生医术的提高可以越来越深入越精确,所以以脉象的变化为切脉针灸的得气就将常规针灸的得气提升到一个新的阶段、新的层次。在实践中体会到,切脉针灸得气效果比原来大大提高了一步。

如不能得气,其原因亦有多种:首先,医者应检查取穴是否正确,是否刺中经穴,进行针刺的角度对否,有没有达到必要的针刺深度或过深了;其次,从患者的方面考虑,如是否患者体质衰弱,经气不足,故气行缓慢久久不至。危重的患者不易得气,表示经气虚衰,大多预后不良。

在针刺不得气的情况下，还可以运用留针、弹针、循经按摩等催气的方法，使之达到满意的疗效。必要时可加药物辅治之。

5. 滞针、弯针、晕针和折针

(1)滞针、弯针：大多由于进针时用力太大，在进针时或留针时患者体位移动，产生了患者不能耐受疼痛而引起肌肉痉挛，使针下沉重紧涩或弯曲，而不易捻动及拔出。当发生滞针和弯针时，首先停止捻针，用手指在针穴周围轻轻按摩一下，或在周围经络加灸；如因体位移动而引起者，令患者恢复原来体位，然后将针慢慢取出。

(2)晕针：在针刺后出现头晕、恶心、呕吐、出汗、面色苍白、目呆神滞、心悸等虚脱现象，称为晕针。大多由于患者体质虚弱，或初次针治而精神紧张，或手法过重引起。一般说来没有危险，不必慌张。医者首先把针全部取出，令其躺卧，给予饮水，静卧片刻即可恢复，重者可刺人中、足三里或灸百会。为了防止晕针现象的发生，在针刺前应对患者做好解释工作，消除其紧张心理，扎针时应及时观察患者反应，以便及早发现和及时处理。

(3)折针：一般很少发生，主要由于针体早有损伤，针根剥蚀，或因患者的体位移动，肌肉痉挛，滞针、弯针后强力旋转而使针折断于体内。一旦发生折针也不要惊慌失措，以免使患者情绪紧张，引起断针在体内移动，增加处理困难。处理时只须用镊子夹住断头将其钳出。如断针在肌肉内，只要远离脏器而患者又无不适，可以不加处理；否则立即请外科会诊，必要时进行外科处理。对于折针应以预防为主，在术前要仔细检查针具；针刺时不应全部刺入，患者体位要固定；如发生滞针、弯针时要正确处理。

(二) 灸治法

灸治法是将艾绒捻作上尖下圆的艾炷或用纸卷艾条熏灼体表一定经穴，使患者感到温热舒适或灼热微痛，从而达到疏通经脉、调和气血、防治疾病的目的。

灸治注意事项：

（1）施灸时一般应先灸上，而后灸下；先灸阳侧，后灸阴侧；在经络先取阳经，后取阴经。

（2）灸时应防止火星下落伤及皮肤。皮肤如有灼伤应涂以甲紫溶液，然后用消毒纱布盖好，胶布封贴。如灸后局部发生水疱，小的可不加处理，大的可用针在水疱根部刺一小孔，挤出水液，涂上甲紫溶液，用消毒纱布盖好，胶布封贴。

（三）针灸禁忌

禁针：大怒，大惊大恐，大醉，过劳，过饥，过渴等情况下禁针。孕妇一般禁用合谷、三阴交，以及腰骶部经穴。初学者应尽量少用胸部、背部、头部等处的穴位，以免出现危险。

禁灸：一般情况与禁针同，但是灸神阙穴却是常用。此外，如哑门、睛明、人迎及面部和心脏部及动脉浅表部均禁灸。

二、经穴总论

1. 经穴　或名穴道。"经"有输送的意思，它与一定的脏器联系；"穴"有孔隙的意思。经穴即是人体上最适宜接受针灸刺激之点。针灸经穴即可调整内脏病变，达到治疗的目的。

经穴的命名是从整体观念出发，把人体比作一个小天地，所以定名中有"天""星""山""地""陵""丘""谷""海""泉""池""溪""井""里""关""通"等名称。如承山、上星、照海、商丘、阳陵、水沟、风池、后溪、合谷……亦有比拟动物躯体名称的，如鹤顶、犊鼻、伏兔、鱼腰。亦有以功能疗效命名的，如哑门、迎香、睛明。亦有以其相关的内脏命名的，如肺俞、心俞、脾俞、肾俞等12个俞穴。

经穴的发展可以说是从"阿是穴""压痛点"上发展而来，所谓以痛为穴。到后来古人才将经穴依其性质、经络运行的方向和与体内脏器的关系，用阴、阳、手、足、脏腑等名称将经穴分属于十四经脉（十二经加上督脉、任脉，合称十四经）。2006年，中华人民共和国国家标准《腧穴名称与定位》（GBT 12346-2006）将"印堂"由经外奇穴归入督脉，这

41

样经穴的总数由原来的 361 个变为 362 个,督脉经穴的数量由 28 个变为 29 个。

2. 经外奇穴和阿是穴　十四经以外的腧穴称作经外奇穴,在临床上有一定的应用价值。如太阳、鹤顶、鱼腰等,就是大家常用而有效的经外奇穴,即使以现在正经中的有些腧穴来讲,很多也是历代陆续收编进去的奇穴。

阿是穴就是随压痛点来定的穴位,至今还是针灸医师的局部取穴法,特别是在治疗各类酸痛病症时。

3. 经穴的作用

(1)治疗作用:针灸一定部位的经穴可以治疗体内存在的相应病变。

(2)诊断作用:特别是腰背部的俞穴和腹部的募穴是诊治脏腑疾病的要穴。

4. 选用经穴时的注意点

(1)要避开血管:针灸时除了特意放血之外,应避开血管,特别要注意大血管及深部血管的解剖位置。

(2)要避开瘢痕:瘢痕处针灸时特别疼痛,并且疗效差。瘢痕小的可以从瘢痕周围斜刺进针,瘢痕大的可换穴进针。

(3)注意残疾情况:主要是骨骼残废者。如果骨骼变形,经络也随之移位,应按其情形寻找穴位。

(4)肿瘤:一般主张避开肿瘤。

5. 经穴定位法　在临床上取穴的正确与否直接关系到治疗效果。因此,必须掌握正确的取穴法。一般书上所述穴位间的距离及针刺深度,都以分寸来计算。下面是临床上常用的 3 种取穴法。

(1)同身寸法

1)中指同身寸:以患者中指屈曲时中节桡侧两端纹头之间的距离为 1 寸(图 2-3)。

2)横指同身寸:令患者第 2~5 指并拢,以中指中节横纹为准,其 4

指的宽度作为 3 寸(图 2-3),四指相并名曰"一夫",故又称"一夫法"。

3)拇指同身寸:以患者拇指指间关节之宽度为 1 寸(图 2-3)。

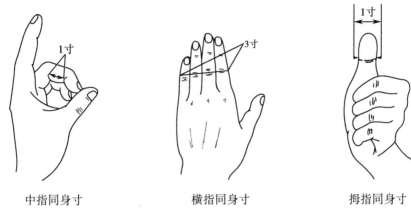

中指同身寸　　　　　　横指同身寸　　　　　　拇指同身寸

图 2-3　同身寸法

(2)局部取穴法

A. 头部

直寸:前发际至后发际折作 12 寸。前发际不清楚者由眉心至大椎穴折作 18 寸。

横寸:以眼内眦角至外眦称作 1 寸。

B. 背部

直寸:大椎穴(第 7 颈椎下)至骶骨,共二十一椎,称作三尺。有时自上而下以椎数计算。

横寸:以同身寸量。

C. 胸腹部

直寸:胸骨剑突至脐折作 8 寸。脐下至耻骨上缘阴毛际,折作 5 寸。

横寸:两乳头间折作 8 寸。

(3)特殊取穴法:如耳尖直上取百会,垂手中指尖处取风市,十指交叉尽处取列缺,11 肋端取章门,对脐取命门等。

三、治癌常用经穴

(一) 手太阴肺经

1. 中府

类属:肺之募穴,手足太阴之会。

穴性:清热利肺,止咳平喘。

主治:治肺癌主穴,食管癌配穴,并治气管炎、肺炎、哮喘、肺结核、肺脓肿、肋间神经痛、乳腺炎等。

2. 云门

类属:此穴寓气化飞升之义。

穴性:调理气机,清热宣肺。

主治:肺癌主穴,食管癌配穴,并治哮喘、扁桃体炎、咳嗽、肩背麻木、心脏病等。

3. 天府

类属:肺气行聚之处。

穴性:调理肺气,清热散风。

主治:食管癌吐血、肺癌咯血。

4. 侠白

类属:太阴行之夹道。

穴性:疏通经脉,调理肺气。

主治:食管癌吐血、肺癌咯血、心绞痛、气急、窦性心动过速、赤白汗斑。

5. 尺泽

类属:本经合穴。

穴性:清肺火,清上焦之热。

主治:治肺癌主穴,并治咳嗽、气喘、咯血、小二惊风、胸膜炎、肋间神经痛、肘关节炎、膀胱括约肌麻痹。

6. 孔最

类属:手太阴肺经郄穴。

穴性:润肺止血,清热解表。

主治:咳嗽、咯血、失音、肘臂痛、扁桃体炎、肺炎。

7. 列缺

类属:本经络穴,八脉交会穴,通任脉。

穴性:宣肺祛风,舒经通络。

主治:肺癌配穴,并治感冒、咯血、气管炎、哮喘、面神经麻痹、三叉神经痛、腕神经炎。

8. 经渠

类属:手太阴所行,为经穴。

穴性:清热利咽,止咳平喘。

主治:呕吐、呃逆、热病不出汗、食管痉挛、扁桃体炎。

9. 太渊

类属:属手太阴肺经,本经肺之原穴,为八会穴之一——脉会。

穴性:止咳,化痰,复脉。

主治:肺癌配穴,并治上呼吸道感染、气管炎、肺气肿、无脉症、腕关节炎、结膜炎、角膜炎。

10. 鱼际

类属:属手太阴肺经,荥穴。

穴性:舒肺利咽,退热消炎。

主治:气管炎、哮喘、咯血、咽炎、扁桃体炎、小儿营养不良、窦性心动过速。

11. 少商

属性:手太阴肺经,井穴。

穴性:苏厥逆,清神志,利咽喉。

主治:食管癌、肺癌咽痛、肺癌发热、昏厥、肺炎、扁桃体炎、腮腺炎、食管狭窄黄疸、精神分裂。

（二）手少阴心经

1. 极泉

类属：手少阴心经第一穴。

穴性：清热散结,理气活血,通经活络,舒筋利节。

主治：乳癌配穴,并治心痹干呕、胁下痛、心包炎、肋间神经痛、癔症。

2. 少海

类属：合穴。

穴性：宁心安神,舒经通络。

主治：心绞痛、肋间神经痛、精神分裂症、肘关节炎。

3. 灵道

类属：经穴。

穴性：舒筋活络,安神宁心。

主治：急性舌骨肌麻痹、癔症、心内膜炎、肘部神经痛。

4. 通里

类属：络穴,别走手太阳。

穴性：宁心安神,息风和营。

主治：急性舌骨肌麻痹、遗尿、崩漏、月经过多。

5. 阴郄

类属：心经郄穴。

穴性：宁心安神,收敛止血。

主治：乳癌出血、癫痫、吐血、神经衰弱、窦性心动过速、肺结核。

6. 神门

类属：俞穴,心之原穴。

穴性：养心血,宁神志,调心气。

主治：治癌配穴,并治心脏肥大、心内外膜炎、咽炎、舌骨肌麻痹、腕关节炎、失音。

7. 少府

类属:荥穴。

穴性:清心火。

主治:心悸、胸痛、遗尿、尿闭、月经过多、心动过速、外阴瘙痒。

8. 少冲

类属:井穴。

穴性:清神志,苏厥逆,泻心火。

主治:治癌配穴,并用于中风急救、心绞痛、发热昏迷、心肌炎、胸膜炎、中暑、喉炎。

(三) 手厥阴心包经

1. 天池

类属:手足厥阴、少阳之会。

穴性:止咳平喘。

主治:乳癌、肺癌配穴,并治心脏外膜炎、脑出血、腋窝淋巴结炎、乳头炎、乳汁不足。

2. 曲泽

类属:合穴。

穴性:清心凉血,调胃理肠,镇痉挛。

主治:胸部癌症配穴,并治心肌炎、急性胃肠炎、支气管炎、手足抽搐症、妊娠恶阻。

3. 郄门

类属:郄穴。

穴性:宁心安神,清热凉血。

主治:心肌炎、胃出血、衄血、忧郁症、癔症、窦性心动过速。

4. 间使

类属:经穴。

穴性:调心气,清神志,祛胸膈痰瘀,疏厥阴与少阳邪气。

主治:癌症发热、心肌炎、心脏内外膜炎、精神分裂症、胃炎、子宫内膜炎、小儿抽搐。

5. 内关

类属:络穴,八脉交会穴,通于阴维。

穴性:宁心安神,和胃降逆,理气止痛。

主治:治癌重要配穴,甲状腺癌主穴。并治无脉症、癔症、精神分裂症、胃肠炎、肋间神经痛、黄疸、产后虚脱。

6. 大陵

类属:输穴,为心包经原穴。

穴性:清心安神,和胃宽胸,清营凉血。

主治:癌症配穴,并治精神分裂症、心肌炎、肋间神经痛、扁桃体炎、急性胃炎、胃出血、神经衰弱。

7. 劳宫

类属:荥穴。

穴性:清心泄热,安神和胃。

主治:癌症配穴,并治昏迷、休克、高血压、心绞痛、癔症、精神分裂症、口腔炎、鹅掌风、小儿齿龈炎。

8. 中冲

类属:井穴。

穴性:开窍苏厥,清心退热。

主治:用于脑出血急救、心肌炎、休克、小儿消化不良、小儿夜惊。

(四) 手阳明大肠经

1. 商阳

类属:井穴。

穴性:解表退热,清肺利咽,疏泄阳明邪热。

主治:肝癌,食管癌,肺癌发热,并治口腔炎、喉头炎、扁桃体炎、颜面组织炎、胸膜炎口部诸肌萎缩。

2. 二间

类属:荥穴。

穴性:散邪热,利咽喉。

主治:鼻出血、口眼歪斜、喉头炎、食管狭窄、肩背和臂神经痛。

3. 三间

类属:输穴。

穴性:泄邪热,利咽喉,调腑气。

主治:手指手背红肿、腹泻、喘息、结膜炎。

4. 合谷

类属:原穴。

穴性:疏风解表,利肺调胃,通络镇痛。

主治:头颈部癌症主穴,治癌配穴,并治感冒、鼻炎、瘾症、精神分裂症、齿神经痛、痛经、闭经、催产、单纯性甲状腺肿、小儿惊风、角膜白斑。

5. 阳溪

类属:经穴。

穴性:祛风泻火,疏散阳明邪热。

主治:耳鸣、耳聋、齿神经痛、小儿消化不良、胬肉、手腕痛。

6. 偏历

类属:络穴,别走手太阴。

穴性:清肺气,调水道,通经络。

主治:目赤、耳鸣、鼻出血、口眼歪斜、牙痛、喉痹、咽干、颊肿、小便不利、水肿、癫疾多言、肩膊肘腕酸痛、疟疾等。

7. 温溜

类属:郄穴。

穴性:清邪热,理肠胃。

主治:头颈部癌发热、扁桃体炎、腮腺炎、舌炎、下肢痉挛、前臂痛、喉痹。

8. 曲池

类属:合穴。

穴性:疏邪热,利关节,祛风湿,调气血。

主治:各种癌症重要补穴,并治发热、肺炎、扁桃体炎、高血压、偏瘫、伤寒、麻疹、贫血、甲状腺肿大、肘关节周围炎。

9. 臂臑

类属:手阳明络之会,手足太阳、阳维之会。

穴性:通经活络,理气消痰。

主治:颈淋巴结结核、臂神经痛、颈项拘急、肩背痛不得举。

10. 肩髃

类属:手阳明、阳跷之会。

穴性:祛风利湿,活血通络。

主治:偏瘫、高血压、乳腺炎、颈淋巴结结核、肩关节炎、枕部肌痉挛。

11. 天鼎

类属:手阳明大肠经腧穴。

穴性:利咽喉,清肺气。

主治:食管癌主穴,并治扁桃体炎、喉头炎、舌骨肌麻痹。

12. 扶突

类属:手阳明大肠经腧穴。

穴性:清咽消肿,理气降逆。

主治:低血压、唾液分泌过多、咳嗽、气喘、舌骨肌麻痹。

13. 迎香

类属:手足阳明之会。

穴性:通鼻窍,散风,清火。

主治:鼻咽癌主穴,并治急性鼻炎、慢性鼻炎、鼻窦炎、鼻出血、嗅觉减退、面神经麻痹、胆道蛔虫症。

（五）手太阳小肠经

1. 少泽

类属:井穴。

穴性:散风热,通乳汁,清心火。

主治:乳腺炎、乳汁分泌减少、精神分裂症、心性头痛、咽喉炎、胬肉、角膜白斑、心脏肥大。

2. 前谷

类属:荥穴。

穴性:清热散风,通经开窍。

主治:癫痫、耳鸣、咯血、呃逆、乳腺炎、乳汁分泌减少。

3. 后溪

类属:八脉交会穴之一,通于督脉。

穴性:疏风,通络,敛汗,清神。

主治:疟疾、癫痫、精神分裂症、肋间神经痛、落枕、角膜炎、角膜白斑。

4. 腕骨

类属:原穴。

穴性:疏太阳经邪,清小肠湿热。

主治:胆囊炎、口颊炎、角膜白斑、胸膜炎、肘腕部及五指关节炎。

5. 阳谷

类属:经穴。

穴性:清热散风,通经开窍。

主治:脑主体肿瘤主穴,治癌重要补穴,并治尺神经痛、癫痫、口腔炎、齿龈炎、肋间疼痛。

6. 养老

类属:郄穴。

穴性:清热散风,通经活络。

主治:视神经萎缩、眼球充血、肩臂运动神经痉挛、麻痹。

7. 支正

类属:经络别走少阴。

穴性:清神志,解表热,疏经邪。

主治:神经衰弱、睑腺炎(麦粒肿)、肱神经痛、前臂痉挛。

8. 小海

类属:合穴。

穴性:散太阳经邪,通小肠热结,祛风气,清神志。

主治:肩、肱、肘、臂肌痉挛,尺骨神经痛,精神分裂症,舞蹈病,小腹神经痛。

9. 肩贞

类属:属手太阳小肠经。

穴性:舒筋活络。

主治:耳鸣聋、肩关节及其周围软组织炎、腋多汗、腋桡神经痛。

10. 臑俞

类属:手太阳小肠经,阳维、阳跷之会。

穴性:消肿散瘀,舒经活血。

主治:乳癌配穴,并治颈颌部肿痛,肩臂痛不可举。

11. 天宗

类属:手太阳小肠经腧穴。

穴性:疏风活络。

主治:食管癌、肺癌配穴,并治肩胛神经痉挛及麻痹、肱神经痛、颊颌肿、上肢不能上举。

12. 肩外俞

类属:属手太阳小肠经。

穴性:祛寒散风,疏经活络。

主治:肩胛神经痛、痉挛、麻痹、肺炎、胸膜炎、低血压。

13. 肩中俞

类属:手太阳小肠经。

穴性:清热散风,止咳平喘。

主治:支气管炎、肩胛神经痛、视力减退。

14. 天容

类属:小肠经气血汇聚于此。

穴性:传递水湿。

主治:胸膜炎、肋间神经痛、耳鸣耳聋、齿龈炎、胸背神经痉挛。

15. 太阳

类属:经外奇穴。

穴性:祛风邪,通耳窍。

主治:上颌窦癌、鼻咽癌主穴,并治神经性头痛、结膜炎、感冒、齿神经痛。

16. 听宫

类属:手足少阳、手太阳之会。

穴性:祛风邪,通耳窍。

主治:听神经瘤主穴,并治耳鸣耳聋、外耳道炎、中耳炎、耳源性眩晕、面神经麻痹、止齿痛。

(六) 手少阳三焦经

1. 关冲

类属:井穴。

穴性:疏经络气火,解三焦郁热。

主治:伤寒、咽喉炎、结膜炎、角膜白斑、小儿消化不良、唇干舌裂。

2. 液门

类属:荥穴。

穴性:清热散风,聪耳明目。

主治:贫血、耳聋、耳鸣、角膜白斑、咽喉炎、上臂及前臂痉挛、精神病。

3. 中渚

类属:输穴。

穴性:输少阳气机,解三焦邪热。

主治:耳聋耳鸣、角膜白斑、肘腕部关节炎及五指不能伸屈。

4. 阳池

类属:原穴。

穴性:清三焦邪热,疏经络气滞。

主治:各种癌症重要补气穴,并治疟疾、耳聋、感冒、神经性耳聋、扁桃体炎、糖尿病、腕关节炎。

5. 外关

类属:络穴,通奇经阳维。

穴性:清热解毒,解痉止痛,通经活络。

主治:肿瘤发热、肺炎、伤寒、耳下腺炎、前臂神经痛、手颤、流行性感冒。

6. 支沟

类属:经穴。

穴性:利气,调肠。

主治:肝癌、胆囊癌配穴,并治直肠癌便秘、结肠癌便秘、心绞痛、胸膜炎、肺炎、肋间神经痛、习惯性便秘、上肢瘫痪。

7. 会宗

类属:郄穴。

穴性:清三焦热邪,通经活络。

主治:舞蹈病、听觉麻痹、臂及前臂神经痛或痉挛。

8. 天井

类属:合穴。

穴性:祛风化湿,通经活络。

主治:各种癌的颈淋巴结转移、淋巴结炎、颈淋巴结结核、荨麻疹、皮炎、癫痫、气管炎、睑缘炎、肘关节炎。

9. 臑会

类属:手少阳、阴维之会。

穴性:通经活络。

主治:颈项炎、项瘿气痛、肩胛及肱部肌肉痉挛和麻痹。

10. 翳风

类属:手、足少阳之会。

穴性:聪耳明目,祛风通络。

主治:听神经瘤主穴,鼻咽癌配穴,并治外耳道炎、中耳炎、神经性耳鸣、眼面神经麻痹、耳下腺炎、颌下腺炎、一切风疾。

11. 角孙

类属:手太阳、阳明、手足少阳之会。

穴性:清热消肿,散风止痛。

主治:角膜白斑、齿龈炎、口裂诸肌痉挛、口腔炎、甲状腺肿、耳廓部红肿。

12. 耳门

类属:手少阳三焦经。

穴性:通气机,开耳窍,疏邪热。

主治:鼻咽癌配穴,听神经瘤主穴,脑垂体癌配穴,并治耳鸣耳聋、中耳炎、头痛、神经性耳鸣、口裂诸肌痉挛。

13. 丝竹空

类属:手少阳三焦经。

穴性:清火泄热,祛风通络。

主治:神经性头痛、面神经麻痹、近视、结膜炎、角膜白斑。

(七) 足阳明胃经

1. 承泣

类属:阳跷、任脉、足阳明之会。

穴性:祛风散火,疏邪明目。

主治:角膜炎、胬肉、结膜炎、近视、青光眼、白内障、视神经炎、口角肌痉挛。

2. 地仓

类属:手足阳明、阳跷之会。

穴性:祛风邪,通气滞,利机关。

主治:下颌骨癌主穴,并治颜面神经麻痹、三叉神经痛、口裂及眼诸肌痉挛、语言障碍、颜面浮肿及神经麻痹、耳下腺腮腺炎、眼球痉挛。

4. 颊车

类属:足阳明胃经,十三鬼穴之一。

穴性:祛风通络。

主治:扁桃体癌、下颌骨癌主穴,并治面神经麻痹、三叉神经痛、腹肌痉挛、耳下腺炎、齿神经痛、口腔炎。

5. 下关

类属:足阳明、少阳之会。

穴性:祛风邪,利机关。

主治:上颌窦癌、鼻咽癌主穴,并治齿神经痛、颜面神经麻痹、中耳炎、牙关脱臼、腮腺炎。

6. 头维

类属:足阳明、少阳之会。

穴性:祛风泻火,止痛明目。

主治:偏头痛、前额神经痛、结膜炎。

7. 人迎

类属:足阳明、少阳之会。

穴性:利咽消瘿、止咳平喘。

主治:癌症补气穴,并治扁桃体炎、急慢性喉炎、甲状腺肿、支气管哮喘、低血压。

8. 气舍

类属:足阳明胃经。

穴性:清热利咽,理气散瘀。

主治:扁桃体炎、支气管炎、喘息、喉头炎、膈肌痉挛、消化不良。

9. 缺盆

类属:五脏六腑经行之要冲。

穴性:宽胸利膈,止咳平喘。

主治:癌症常规配穴,并治胸膜炎、肋间神经痛、扁桃体炎、淋巴结结核。

10. 乳根

类属:足阳明胃经。

穴性:宣肺理气,活血化瘀。

主治:乳癌、食管癌主穴,并治乳汁减少、乳腺炎、支气管炎、胸膜炎、肋间神经痛。

11. 不容

类属:足阳明胃经。

穴性:降逆和胃,理气镇痛。

主治:胃癌配穴,并治溃疡病、胃扩张及下垂、膈肌痉挛、胆道蛔虫症。

12. 承满

类属:足阳明胃经。

穴性:健脾调胃,和中理气。

主治:胃癌配穴,并治急慢性胃炎、胃神经痛、腹直肌痉挛、腹膜炎、黄疸。

13. 梁门

类属:开彻膏粱凝滞之门户。

穴性:调脾胃,化积滞。

主治:胃癌、肝癌配穴,并治胃神经痛、胃炎、胃溃疡、气块疼痛。

14. 关门

类属:胃气出入之关隘。

穴性:调理胃肠,和中化滞。

主治:肠癌配穴,并治急性胃炎、胃痉挛、消化不良、便秘、遗尿、肠炎

15. 滑肉门

类属:具润滑人身七窍之功。

穴性:调理胃肠,和中利湿。

主治:肠癌配穴,并治肾炎、水肿、子宫内膜炎、舌下腺炎、精神病、

癫痫。

16. 天枢

类属:大肠之募穴。

穴性:疏泄肠胃,理气消滞。

主治:肠癌主穴,宫颈癌配穴。并治胃炎、肠炎、小儿消化不良、细菌性痢疾、阑尾炎、肠粘连、肠梗阻、便秘、附件炎。

17. 水道

类属:正当膀胱出水之道。

穴性:通调水道,清热利湿。

主治:子宫颈癌、卵巢癌主穴,下腹腔癌配穴,并治癌症腹水、脱肛、睾丸炎、膀胱炎、肾炎。

18. 归来

类属:具返火温下之功。

穴性:调血室精宫,清湿热下注。

主治:子宫颈癌、卵巢癌主穴,下腹腔癌配穴,并治癌症腹水、睾丸炎、卵巢炎、子宫内膜炎、经闭、白带过多、子宫脱垂、前列腺炎。

19. 气冲

类属:胃经入气街中而合。

穴性:舒宗筋,散厥气,调膀胱,和营血。

主治:睾丸癌主穴,肝癌、肠癌、宫颈癌配穴,并治男女生殖器官疾患,阴肿茎痛、睾丸痛、胎产诸疾。

20. 伏兔

类属:足阳明胃经。

穴性:祛风利湿,活血通络。

主治:血栓性脉管炎、股外侧皮神经炎、膝关节炎、荨麻疹。

21. 阴市

类属:郄穴。

穴性:温经散寒,理气止痛。

主治:膝关节炎、子宫痉挛、糖尿病。

22. 犊鼻

类属:足阳明胃经。

穴性:通经活络,疏风散寒。

主治:下肢骨癌配穴,并治膝关节炎,膝盖部神经痛,脚气。

23. 足三里

类属:合穴。

穴性:理脾胃,调中气,和肠消滞,有扶正培元、祛邪防痛的作用。

主治:癌症患者强壮穴,并治急慢性胃炎、腹腔炎、腹膜炎、尿感、动脉硬化、痢疾、肠粘连、高血压。平时施用有保健作用。

24. 上巨虚

类属:大肠下合穴。

穴性:调理肠胃气机。

主治:结肠癌主穴,并治急慢性肠胃炎、阑尾炎、胆囊炎、脚气病。

25. 下巨虚

类属:小肠下合穴。

穴性:疏通经脉,调和气血。

主治:急慢性肠炎、风湿性关节炎、贫血、肋间神经痛、癫痫、扁桃体炎。

26. 丰隆

类属:属足阳明胃经,络穴,别走足太阴。

穴性:化痰湿,宁神志。

主治:肺癌配穴,癌病淋巴结转移主穴。并治哮喘,支气管炎、癔症、脑出血、血栓闭塞性脉管炎、习惯性便秘。

27. 解溪

类属:经穴。

穴性:扶脾气,化湿滞,清胃热,宁神志。

主治:癌症患者全身强壮穴,并治胃炎、肠炎、脑贫血、癫痫、下肢肌炎。

28. 冲阳

类属:原穴。

穴性:扶土化湿,和胃宁神。

主治:癌症患者全身强壮穴,并治下肢神经痛及麻痹、齿龈炎、癫痫、面部浮肿。

29. 陷谷

类属:输穴。

穴性:清热解表,和胃行气。

主治:胃癌、肝癌配穴,并治结膜炎、腹水、颜面浮肿、间歇热、足背肿痛。

30. 内庭

类属:荥穴。

穴性:清胃泄热,理气镇痛。

主治:胃癌、肝癌配穴,并治肠胃炎、扁桃体炎、三叉神经痛、尺神经痛。

31. 厉兑

类属:井穴。

穴性:通经苏厥,和胃清神,疏泄阳明邪热。

主治:癔症、急性鼻炎、扁桃体炎、脑贫血、神经衰弱、腹股沟以下神经痛、腹水、水肿。

(八) 足太阳膀胱经

1. 睛明

类属:手足太阳、足阳明之会。

穴性:疏风泻火,滋水明目。

主治:眼内肿瘤主穴,并治急性结膜炎、泪囊炎、泪腺炎、沙眼等各种原因眼球出血,以及角膜炎、白斑、视网膜炎、视神经炎、视神经萎缩、夜盲、近视、鼻塞、胬肉。

2. 攒竹

穴性:祛风,清热,明目。

主治:鼻咽癌主穴,脑垂体肿瘤主穴,并治前额神经痛、角膜炎、结膜炎、泪囊炎、近视、眼睑震颤、视神经炎、颜面神经麻痹、角膜白斑、癫狂。

3. 天柱

穴性:疏风活络,清热利咽。

主治:脑部肿瘤配穴,并治枕大神经痛、肩胛肌痉挛、神经衰弱、癔症、鼻出血、咽喉炎、喉头炎、嗅觉障碍。

4. 大杼

类属:手足太阳、少阳之合。督脉别络,八会穴之一——骨会。

穴性:祛风邪,解表热,疏经筋,调骨节。

主治:脑部肿瘤、肺癌配穴,并治癌症患者贫血和白细胞减少。

5. 风门

类属:督脉、足太阳之会。

穴性:祛风宣肺,舒经解表。

主治:肺癌主穴,并治流行性感冒、肺炎、支气管炎、胸膜炎、百日咳、项背部诸肌痉挛。

6. 肺俞

穴性:调肺气,补劳损,清虚热,和营血。

主治:肺癌主穴,并治肺结核、肺炎、支气管炎、胸内外膜炎、心内外膜炎、黄疸、皮肤瘙痒、小儿营养不良、癫痫、喉痹。

7. 厥阴俞

穴性:宽胸理气,活血止痛。

主治:食管癌主穴,并治心脏肥大、心外膜炎、呃逆、呕吐、齿神经痛、牙痛。

8. 心俞

穴性:宁心安神,理血调气。

主治:食管癌配穴,肺癌主穴,并治心脏疾患、神经衰弱、癫痫、精神分裂症、肋间神经痛、食管狭窄、胃出血。

9. 督俞

穴性:理气止痛,强心通脉。

主治:食管癌主穴,并治心内外膜炎、腹痛、心绞痛。

10. 膈俞

类属:血会。

穴性:清血热,理虚损,和胃气,宽胸。

主治:食管癌配穴,胃癌、肝癌配穴,并治肺、胃、肠出血,胃炎、食管狭窄、心脏内外膜炎、心悸、胸膜炎。

11. 肝俞

穴性:补营血,消凝隔瘀,祛肝胆湿热,宁神明目。

主治:肝癌主穴,宫颈癌、食管癌配穴,并治急慢性肝炎、胆囊炎、胃炎、消化道溃疡出血、高血压、耳源性眩晕、肋间神经痛、精神分裂症、月经不调。

12. 胆俞

穴性:清胆火,祛湿热,和胃宽膈,明目。

主治:肝癌、胆囊癌主穴,并治胆囊炎、急慢性肝炎、胃炎、腋窝淋巴结炎。

13. 脾俞

穴性:扶土祛水湿,理脾助运化。

主治:胃癌、食管癌主穴,宫颈癌配穴,并治胃炎、肠炎、肝炎、胃下垂、肾炎、贫血、消化不良、细菌性痢疾、糖尿病、出血性疾患。

14. 胃俞

穴性:调中和胃,化湿消滞,扶中气虚弱。

主治:胃癌主穴,宫颈癌配穴,并治胃痛、胃溃疡、胃扩张、胃痉挛、肠炎、肝肿大、小儿夜盲。

15. 三焦俞

穴性:外散三焦腑之热。

主治:癌症重要配穴,并治胃肠炎、肾炎、夜尿、遗精、水肿。

16. 肾俞

穴性:益肾气,聪耳目,强腰背,祛水湿,益水壮火。

主治:癌症重要配穴,宫颈癌主穴,并治肾炎、肾绞痛、遗尿、尿血、尿崩、附件炎、性功能障碍、腰痛、腰骶部软组织损伤。

17. 气海穴

穴性:益气助阳,调经固经。

主治:结肠癌配穴,并治腰神经痛、痔疮、高血压。

18. 大肠俞

穴性:疏调二肠,理气化滞。

主治:结肠癌主穴,并治肠炎、肠麻痹、肠梗阻、肠出血、脊柱肌痉挛、腰神经痛、遗尿。

19. 关元俞

穴性:培补元气,调理下焦。

主治:膀胱癌主穴,并治肠炎、夜尿症、糖尿、腰神经痛。

20. 小肠俞

穴性:理小肠,化滞积,别清浊。

主治:膀胱癌主穴,并治肠炎、肠疝痛、便秘、尿血、痔疮、子宫内膜炎、遗精、腰骶神经痛。

21. 膀胱俞

穴性:调膀胱,宣下焦,利腰背,祛风湿。

主治:膀胱癌主穴,并治膀胱炎、遗尿、便秘、子宫内膜炎、腰骶神经痛。

22. 中膂俞

穴性:强健腰膝,清利湿热。

主治:宫颈癌配穴,并治糖尿病、肠炎、腹膜炎、腰及坐骨神经痛。

23. 白环俞

穴性:外泄腰臀之热。

主治:宫颈癌配穴,并治骶神经痛、坐骨神经痛、肛门诸肌痉挛、子宫内膜炎、尿闭、遗精。

24. 上髎

类属:足太阳、少阳之络。

穴性:通便利经。

主治:宫颈癌配穴,并治便秘、尿闭、子宫内膜炎、卵巢炎、睾丸炎、白带多、衄血。

25. 次髎

穴性:理下焦,健腰膝。

主治:宫颈癌配穴,并治子宫内膜炎、卵巢炎、输卵管炎、睾丸炎等男女生殖系统疾患,尿闭。

26. 中髎

类属:足厥阴少阳所络之会。

主治:宫颈癌配穴,并治子宫内膜炎、睾丸炎、卵巢炎、赤白带下、便秘、尿闭。

27. 下髎

穴性:疏导水液,健脾除湿。

主治:宫颈癌配穴,并治睾丸炎、子宫内膜炎、便秘、尿闭、肠出血。

28. 会阳

穴性:散发水湿,补阳益气。

主治:肠炎、肠出血、痔疮、阴部瘙痒、阴部神经性皮炎、白带、腰腿痛。

29. 膏肓俞

穴性:补肺健脾,治痨益损,宁心培肾,扶元杀虫。

主治:癌症重要配穴,并治肺结核、胸膜炎、气喘、神经衰弱、遗精,并有强身和预防疾病作用。

30. 胃仓

穴性:和胃化湿,理气畅中。

主治:胃癌、肠癌配穴,并治胃炎、脊神经痛。

31. 肓门

穴性:理气和胃,清热消肿。

主治:胃癌、肠癌配穴,并治妇人乳疾、心下大坚、便秘。

32. 志室

穴性:补肾益精,利溲导湿。

主治:肾癌主穴,膀胱癌配穴,并治肾炎、前列腺炎、性功能衰退。

33. 殷门

穴性:健腰腿,除瘀滞。

主治:腰背肌强直不可俯卧、坐骨神经痛、股部发炎、下肢麻痹或瘫痪。

34. 委阳

类属:三焦经下合穴。

穴性:通三焦,疏水道,利膀胱。

主治:消除癌肿炎症,合并肾炎、膀胱炎、腓肠肌痉挛、癫痫、下肢痉挛。

35. 委中

类属:合穴。

穴性:清血泄热,舒筋通络,祛风湿,利腰膝。

主治:癌症炎症和发热,并治膀胱炎、急性肠胃炎、腓肠肌痉挛、膝关节炎、腰背神经痛、霍乱、中暑。

36. 承筋

穴性:舒筋活络,强健腰膝。

主治:为肠癌配穴,并治呕吐、腹泻、便秘、痔疮、腓肠肌痉挛、腰背神经痉挛。

37. 承山

穴性:舒筋凉血,和肠疗痔。

主治:直肠癌配穴,并治痔疾、便秘、脱肛、急性肠胃炎、霍乱、腰背神经和腓肠肌痉挛。

38. 飞扬

类属:络穴,别走少阴。

穴性:祛太阳经邪,散经络风湿。

主治:痔疾、癫痫、鼻出血、眩晕、风湿性关节炎。

39. 跗阳

类属:阳跷之郄穴。

穴性:舒筋活络,退热散风。

主治:三叉神经痛、腹痛、下肢瘫痪、霍乱转筋。

40. 昆仑

类属:经穴。

穴性:健腰强肾,祛风理湿。

主治:脑垂体肿瘤配穴,并治坐骨神经痛、膝踝关节炎、神经性头痛、佝偻病、阴门肿痛、胎盘不下、痔疮出血。

41. 仆参

类属:阳跷之本。

穴性:强筋壮骨,通络止痛。

主治:癫痫、足踝痛、膝关节炎、腓肠肌和足跖肌麻痹。

42. 申脉

类属:阳跷脉所生,八脉交会穴。

穴性:疏表邪,治风疾,宁神志,舒筋脉。

主治:脑膜炎、精神分裂症、神经性头痛、动脉硬化、脑出血、子宫痉挛。

43. 金门

类属:郄穴,阳维别属。

穴性:补阳益气,疏导水湿。

主治:癫痫、小儿惊厥、腹膜炎、膝盖麻痹。

44. 京骨

类属:原穴。

穴性:祛风疏邪,宁心清脑。

主治:心肌炎、脑出血、脑膜炎、癫痫、佝偻病、鼻出血、目赤白翳。

45. 束骨

类属:输穴。

穴性:祛风热,利项背。

主治:癫痫、痔疾、疔疮、耳聋、结膜炎、腰背神经痛、泪管狭窄。

46. 足通谷

类属:荥穴。

穴性:疏导经气,安神益智。

主治:癫痫、鼻出血、善惊、胃炎、子宫充血。

47. 至阴

类属:井穴。

穴性:疏巅顶风邪,宣下焦气机。

主治:胎位不正、梅尼埃病、眼球充血、角膜白斑、脑出血、关节炎。

(九)足少阳胆经

1. 瞳子髎

类属:手太阳、手足少阳之会。

穴性:祛风泄热,疏经通气,止痛明目。

主治:眼内肿瘤主穴,并治角膜炎、视网膜炎、夜盲、视神经萎缩、目翳、头痛。

2. 听会

穴性:疏通气机闭塞,清泄肝胆湿火,祛风邪,开耳窍。

主治:听神经瘤主穴,并治聋哑、中耳炎、耳鸣耳聋、颜面神经麻痹、下颌骨脱臼、牙痛、腮腺炎。

3. 上关

类属:手足少阳、足阳明之会。

主治：上颌窦癌主穴，并治耳聋耳鸣、口眼歪斜、口噤不开、偏头痛、齿神经痛、口角诸肌痉挛。

4. 风池

类属：手足少阳、阳维之会。

穴性：祛风解表，明眼目，利机关。

主治：脑瘤配穴，并治流行性感冒、鼻炎、脑疾患、耳聋、神经性皮炎、迷走神经及副神经功能异常。

5. 肩井

类属：手足少阳、足阳明、阳维之会。

穴性：疏风通络，行气活血。

主治：乳癌主穴，肺癌配穴，并治中风后遗症、颈项肌痉挛、脑充血、功能性子宫出血、颈淋巴结结核。

6. 渊腋

主治：乳癌配穴，并治咳嗽、发热、胸膜炎、胸肌痉挛、肋间神经痛。

7. 日月

类属：募穴，足太阴、足少阳、阳维之会。

穴性：疏胆气，化湿热，和中焦。

主治：胆囊癌主穴，胃癌、肝癌配穴，并治胆囊炎、急性肝炎、膈肌痉挛、黄疸、胃疾患。

8. 京门

类属：肾之募穴。

穴性：温肾寒，导水湿，降胃逆。

主治：肝癌配穴，并治肾炎、肠疝痛、肋间神经痛、肠雷鸣。

9. 带脉

类属：足少阳、带脉之会。

穴性：束带脉，调营血，滋肝肾，理下焦。

主治：肝癌、子宫颈癌配穴，并治子宫内膜炎、月经不调、白带多、膀胱炎、外伤性截瘫。

10. 五枢

类属:足少阳、带脉之会。

穴性:调经固带,理气止痛。

主治:宫颈癌主穴,并治子宫内膜炎、赤白带下、睾丸炎、泌尿器疾患、胃痉挛、便秘。

11. 维道

类属:足少阳、带脉之会。

穴性:疏气滞,理二肠,束带脉。

主治:宫颈癌主穴,并治子宫内膜炎、附件炎、子宫脱垂、肠疝痛、肠功能紊乱、习惯性便秘。

12. 环跳

类属:足少阳、太阳之会。

穴性:疏散经络风湿,宣利腰髀气滞。

主治:宫颈癌主穴,并治坐骨神经痛、中风偏瘫、风湿关节炎、风疹、髋关节炎。

13. 风市

类属:胆经腧穴,能引风气。

穴性:祛风冷,散寒湿,强筋骨,调气血。

主治:偏瘫、坐骨神经痛、膝关节炎。

14. 阳陵泉

类属:合穴,筋会。

穴性:舒筋脉,清胆热,疏经络湿滞。

主治:胆囊癌、肝癌配穴,并治胆囊炎、胆道蛔虫症、肝炎、偏瘫、便秘、肋间神经痛、膝关节炎。

15. 阳交

类属:阳维之郄穴。

穴性:祛风活络理气。

主治:胸膜炎、胆囊炎、肋间神经痛、坐骨神经痛。

16. 外丘

类属:郄穴。

穴性:疏肝利胆,清热利湿。

主治:头痛、项强、腓肠肌痉挛、癫痫、胸膜炎。

17. 光明

类属:络穴,别走厥阴经穴。

穴性:调肝明目,祛风利湿。

主治:夜盲、视神经萎缩症、精神病、腓肠部神经痛。

18. 阳辅

类属:胆经腧穴,火性。

穴性:通经活络,清热散风。胆经之实证、热证可取。

主治:偏头痛、腋窝淋巴结炎、颈淋巴结结核。

19. 悬钟

类属:足三阳络八会穴之一——髓会。

穴性:平肝息风,疏肝益肾。

主治:癌症患者贫血及白细胞减少,骨癌配穴,并治颈淋巴结结核、膝踝关节炎、偏头痛、落枕、偏瘫。

20. 丘墟

类属:原穴。

穴性:祛半表半里之邪,清肝胆,化湿热,疏厥气。

主治:胆囊癌、肝癌配穴,并治肝炎、胆囊炎、乳腺炎、颈淋巴结结核、肋间神经痛、踝关节炎、腓肠肌痉挛。

21. 足临泣

类属:输穴。

穴性:疏泄肝胆,祛风明目。

主治:腹腔癌配穴,并治偏头痛、结膜炎、乳腺炎、甲状腺肿、颈淋巴结结核、肋间神经痛。

22. 侠溪

类属:荥穴。

穴性:清热,息风,止痛。

主治:脑出血、耳鸣耳聋、肋间神经痛。

23. 足窍阴

类属:井穴。

穴性:息风阳,清肝胆,疏痰。

主治:脑出血、神经性头痛、肋间神经痛、神经衰弱。

（十）足太阴脾经

1. 隐白

类属:井穴。

穴性:调血统血,扶脾温脾,清心宁神,温阳回厥。

主治:功能性子宫出血、子宫痉挛、月经过多、精神分裂症、神经衰弱、急性肠胃炎、消化道出血。

2. 大都

类属:荥穴。

穴性:健脾和中,清热化滞。

主治:宫颈癌配穴,并治脑出血、胃痉挛、腹直肌痉挛、小儿搐搦、呕逆。

3. 太白

类属:输穴。

穴性:扶脾土,和中焦,调气机,助运化。

主治:胃痉挛、呕吐、消化不良、肠出血、下肢麻痹。

4. 公孙

类属:络穴,别走阳明,八脉交会穴之一——通冲脉。

穴性:扶脾胃,理气机,调血海,和冲脉。

主治:胃癌配穴,并治胃神经痛、肠炎、子宫内膜炎、心肌炎、胸膜炎、神经性呕吐、足踝关节炎。

5. 商丘

类属:经穴。

穴性:健脾利湿,和胃理气。

主治:胃炎、肠炎、消化不良、黄疸、百日咳、痔疮、腓肠肌痉挛。

6. 三阴交

类属:足太阴、厥阴、少阴之会。

穴性:扶脾土,助运化,通气滞,疏下焦,调血室精宫,祛经络风湿。

主治:宫颈癌主穴,并治功能性子宫出血、睾丸炎、遗精、遗尿、消化不良、荨麻疹、湿疹、男女生殖器官疾患,糖尿病。

7. 地机

类属:郄穴。

穴性:和脾理血,调理胞宫。

主治:胰腺癌主穴,并治胃痉挛、精液少、遗精、痛经、月经过多、白带过多,糖尿病。

8. 阴陵泉

类属:合穴。

穴性:运中焦,化湿滞,调膀胱,祛风冷。

主治:癌症腹水,并治肾炎、腹膜炎、尿闭、遗尿、肠炎、细菌性痢疾、阴道炎、尿道炎、尿路感染、膝关节炎。

9. 血海

类属:百川之归宿,生新血,化瘀血。

穴性:调血清血,宣通下焦。

主治:宫颈癌主穴,癌症贫血,并治功能性子宫出血、子宫内膜炎、附件炎、荨麻疹、湿疹、神经性皮炎、贫血。

10. 大包

类属:脾之大络。

穴性:统诸络,束筋骨。

主治:肺癌、乳癌、食管癌配穴,并治心内膜炎、胸胁痛、喘息、胸膜炎。

（十一）足少阴肾经

1. 涌泉

类属:井穴。

穴性:清肾热,降阴火,宁神志,苏厥逆。

主治:神经性头痛、脑出血、休克、中暑、心肌炎、急性扁桃体炎、下肢痉挛。

2. 然谷

类属:荥穴。

穴性:退肾热,疏厥气,理下焦。

主治:癌症重要配穴,并治咽喉炎、心肌炎、膀胱炎、遗尿、糖尿病、破伤风。

3. 太溪

类属:输穴,肾之原穴。

穴性:滋肾阴,退虚热,壮元阳,理胞宫。

主治:癌症重要补穴,并治喉炎、肺气肿、哮喘、乳腺炎、心内膜炎、肾炎、膀胱炎、性功能紊乱。

4. 大钟

类属:络穴,别走太阳。

穴性:调肾和血,补益精神。

主治:食管狭窄、便秘、子宫痉挛、肾衰竭、痴呆、足跟痛。

5. 水泉

类属:郄穴。

穴性:通调经穴,疏泻下焦。

主治:闭经、膀胱痉挛、小便淋沥。

6. 照海

类属:阴跷脉所生,八脉交会穴,通于阴跷。

穴性:通经和营,泻火疏气,清神志,利咽喉。

主治:癌症重要配穴,并治扁桃体炎、癔症、癫痫、精神病、子宫脱垂、神经衰弱、失眠。

7. 复溜

类属:经穴。

穴性:疏玄府,利导膀胱,祛湿消滞,滋肾润燥。

主治:癌症重要补穴,并治肾炎、睾丸炎、尿道炎、功能性子宫出血、白带、肠炎、痢疾、下肢瘫痪。

8. 交信

类属:阴跷之郄穴。

穴性:补肾调经,清热利尿。

主治:癌症重要补穴,并治便秘、月经不调、肠炎、腹膜炎、睾丸炎、脊髓炎。

9. 筑宾

类属:阴维之郄穴。

穴性:调补肝肾,清热利尿。

主治:睾丸炎、腓肠肌痉挛、癫痫、精神分裂症、小儿胎毒。

10. 阴谷

类属:合穴。

穴性:通溲,滋肾清热,疏泻厥气,利导下焦。

主治:功能性子宫出血、阴道炎、外阴炎、阳痿、阴茎痛。

11. 气穴

类属:足少阴、冲脉之会。

穴性:补益肾气,调理下焦。

主治:结膜炎、月经不调、白带。

12. 肓俞

类属:足少阴、冲脉之会。

穴性:清肾热,疏厥气,调冲脉,利下焦。

主治:胃痉挛、肠疝痛、习惯性便秘、子宫痉挛。

13. 幽门

类属:足少阴、冲脉之会。

穴性:升清降浊。

主治:胃扩张、胃痉挛、胃炎、腹直肌痉挛、肋间神经痛。

14.　步廊

穴性:宽胸理气,止咳平喘。

主治:鼻塞不通,咳逆,呕碣不嗜食。

15.　神封

穴性:宽胸理气,通乳,升清降浊。

主治:呕吐、乳痛。

16.　灵墟

穴性:宽胸理气,通乳。

主治:咳逆、乳痛。

17.　彧中

穴性:生气壮阳。

主治:哮喘,呕吐,胸痛。

18.　俞府

穴性:回收体液。

主治:腹胀、呕吐、胸痛。

(十二)足厥阴肝经

1.　大敦

类属:井穴。

穴性:疏泄厥气,调经和营,理下焦,回厥逆,清神志。

主治:睾丸炎、子宫脱垂、精索神经痛。

2.　行间

类属:荥穴。

穴性:泄肝炎,凉血热,清下焦,息风阳。

主治:睾丸炎、肠疝痛、小儿急性搐搦。

3.　太冲

类属：原穴。

穴性：清泄肝阳，疏泄下焦湿热。

主治：肝癌配穴，并治肠疝痛、功能性子宫出血、乳腺炎、肠炎。

4. 中封

类属：经穴。

穴性：疏肝通络，清热利湿。

主治：肝癌配穴，为治黄疸要穴，并治肝炎。

5. 蠡沟

类属：络穴，别走少阳。

穴性：疏肝理气，清热利湿。

主治：子宫内膜炎、尿闭、性功能亢进。

6. 中都

类属：郄穴。

穴性：通经活络，调理气血。

主治：传染性肝炎。

7. 曲泉

类属：合穴。

穴性：清湿热，利膀胱，泻肝火，通下焦。

主治：癌症配穴，并治肾炎、阴道炎、膝关节炎。

8. 章门

类属：厥阴、少阳之会，脏会脾之募穴。

穴性：散五脏寒气，化中焦积滞，消痰瘀，助运化。

主治：胁痛，泄泻，癥积。

9. 期门

类属：募穴，足太阴、厥阴、阳维之会。

穴性：祛血室邪热，调半里半表，化痰平肝利气。

主治：肝癌、胆囊癌主穴，乳癌配穴，并治胆囊炎、胸膜炎、肝炎、肋间神经痛、心肌炎。

（十三）督脉

1. 水沟（人中）

类属：手足阳明、督脉之会。

穴性：苏厥热，清神志，祛风邪，清内热。

主治：脑出血、休克、癫痫、精神分裂症、口眼部诸肌痉挛。

2. 印堂

类属：通十二经脉。

穴性：镇惊止眩，通窍苏厥，镇静安神。

主治：脑垂体瘤主穴，并治头额神经痛、鼻炎、感冒。

3. 神庭

类属：足太阳、阳明之会。

穴性：清头明目，宁心安神。

主治：鼻咽癌配穴，并治鼻出血。

4. 上星

穴性：清热散风，通窍明目。

主治：鼻咽癌主穴，并治前额神经痛、鼻炎、角膜炎。

5. 前顶

穴性：清热散风，滋阴潜阳。

主治：脑垂体肿瘤主穴，鼻咽癌配穴，并治面部浮肿、眩晕，头顶痛。

6. 百会

类属：手足三阳、督脉之会。

穴性：息肝风，苏厥逆，举阳气下陷。

主治：癌症重要配穴，并治脑出血、脑贫血、痔疾、脱肛、癫痫、鼻炎、神经性头痛。

7. 后顶

穴性：清头明目，安神定志。

主治：头顶痛、感冒、失眠。

8. 风府

类属:督脉、阳维之会。

穴性:祛风邪,通窍络,清神志。

主治:脑瘤、垂体肿瘤主穴,并治头痛目眩、颈项强痛、中风不语、鼻出血。

9. 哑门

类属:督脉、阳维之会。

穴性:通窍络,清神志。

主治:脑瘤、垂体肿瘤重要配穴,并治聋哑、神经性头痛、精神分裂症、癔症。

10. 大椎

类属:督脉、手足三阳之会。

穴性:通肠调气,解痉宁神。

主治:肺癌重要配穴,并治中暑、疟疾、流行性感冒、哮喘、癫痫。

11. 陶道

类属:足太阳、督脉之会。

穴性:疏表邪,清肺热,补虚损。

主治:癌症发热,并治疟疾发热、头项部诸肌痉挛。

12. 神道

穴性:清热散风,安神定志。

主治:癌症发热、健忘、惊悸、咳嗽。

13. 灵台

穴性:清热散风,止咳平喘。

主治:癌症发热、上呼吸道感染、疔疮。

14. 至阳

穴性:理气宽胸,清热利胆。

主治:癌症发热、肝炎、胆囊炎、胸膜炎、肋间神经痛。

15. 筋缩

穴性:清脑醒神,通经活络。

主治:癫痫、腰背神经痛、强直性痉挛。

16. 命门

穴性:培肾益气,舒经活络。

主治:肾炎、阳痿、遗精、盆腔炎、腰骶神经痛、下肢瘫痪。

17. 腰俞

穴性:温下焦,舒经脉,祛风湿。

主治:遗尿、便血、月经不调、腰背神经痛。

18. 长强

类属:气之阴郄。

穴性:解痉止痛,调畅通淋。

主治:痔疮、脱肛、慢性肠炎、腰神经痛。

(十四) 任脉

1. 中极

类属:足三阴、任脉之会。

穴性:调血室,温精宫,利膀胱,理下焦。

主治:子宫颈癌、膀胱癌主穴,并治肾炎、淋病、膀胱括约肌麻痹、子宫内膜炎。

2. 关元

类属:足三阴、任脉之会。

穴性:培肾补气,调血室,温精宫,分清泌浊,调元散邪。

主治:子宫颈癌、膀胱癌主穴,并治遗尿、睾丸炎、子宫内膜炎、泌尿生殖器官疾患、全身衰弱。

3. 石门

类属:妇人禁针灸,三焦之募穴。

穴性:补肾调经,清热利湿。

主治:经闭、便秘、乳疾、小腹急痛。

4. 气海

类属:冲任之会,生气之海。

穴性:调气益元,培肾补虚,和营血,理经带,温下焦。

主治:宫颈癌、结肠癌主穴,并治遗尿、肠疝痛、虚脱、神经衰弱、泌尿生殖器官疾患。

5. 阴交

类属:足少阴、冲脉、任脉之会。

穴性:补肾调经,清热利湿。

主治:产后恶露不止、阴痒、月经过多、白带、水肿、失眠。

6. 神阙

类属:神气通行之门户,先天元气所藏之处。

穴性:温通元阳,苏厥固脱,化寒湿积滞。

主治:脑出血、肠炎、虚脱。

7. 水分

穴性:运脾土,利水湿。

主治:癌症腹水、肾炎、肠疝痛。

8. 下脘

类属:任脉、足太阳之会。

穴性:助消化,消食积。

主治:胃癌、肠癌配穴,并治胃扩张、胃痉挛、慢性胃炎、肠炎。

9. 建里

穴性:运脾理气,和胃消积,化湿宽中。

主治:急慢性胃炎。

10. 中脘

类属:手太阳、少阳、足阳明、任脉之会。

穴性:和胃气,化湿滞,理中焦,调升降。

主治:食管癌、胃癌主穴,并治胃溃疡、胃痉挛、胃扩张、胃下垂、急慢性胃炎。

11. 上脘

类属:足阳明、手太阳、任脉之会。

穴性:和胃气,化痰浊,疏生机,宁神志。

主治:食管癌、胃癌主穴,并治急慢性胃炎、胃扩张、胃痉挛。

12. 巨阙

类属:心之募穴。

穴性:消胸膈痰凝,化中焦湿滞,清心宁神,理气畅中。

主治:食管癌、胃癌主穴,并治膈肌痉挛、胃溃疡、胃痉挛、精神分裂症、心外膜炎、胸膜炎。

13. 鸠尾

类属:别络。

穴性:降逆平喘,宽胸化痰。

主治:心绞痛、哮喘、咯血、脱肛、精神分裂症。

14. 中庭

穴性:理气宽胸,降逆止呕。

主治:咽炎、进食梗阻、呕吐反胃、心绞痛、小儿吐乳汁。

15. 膻中

类属:足太阴、足少阴、手太阳、手少阳之会。

穴性:调气降逆,清肺化痰,宽胸利膈。

主治:乳癌、纵隔肿瘤主穴,并治胸膜炎、哮喘、肋间神经痛、乳汁分泌减少。

16. 玉堂

穴性:理气平喘,降逆止呕。

主治:纵隔肿瘤主穴,并治呕吐、咳喘、肋间神经痛。

17. 紫宫

穴性:理气宽胸,降逆止呕。

主治:胸痛、咳嗽、饮食不下、唾如白胶。

18. 璇玑

穴性:理气降逆,止咳平喘。

主治:咽肿、水浆不下、小儿咽乳不利、消化不良。

19. 天突

类属:阴维、任脉之会。

穴性:宣肺化痰,利咽开音。

主治:食管癌、肺癌、纵隔肿瘤配穴,并治咽喉炎、扁桃体炎、支气管哮喘、支气管炎。

20. 廉泉

类属:阴维、任脉之会。

穴性:利机关,除痰气,清火逆。

主治:咽喉炎、声门肌痉挛、支气管炎、舌根部诸肌萎缩。

21. 承浆

类属:手足阳明、督脉、任脉之会。

穴性:调阴阳气机,疏口齿面目风邪。

主治:口眼歪斜、牙痛龈肿、半身不遂。

四、经外奇穴

(一) 头面部

1. 四方神聪

操作:沿皮斜刺。

穴性:祛风散热,定痫止眩。

主治:脑垂体癌配穴,并治头风目眩、狂乱风痫。

2. 鱼腰

操作:针刺 1 寸,横刺。

穴性:明目通络。

主治:目赤肿痛、眼睑下垂、攀睛。

3. 球后

操作:沿眶下缘,外上斜向内上,针 1~1.5 寸。

穴性:明目通络,活血化瘀。

主治:视神经炎、视神经萎缩。

4. 耳尖

操作:小艾炷灸 5 壮,刺血。

穴性:疏风明目。

主治:沙眼、胬肉。

5. 内迎香

操作:浅刺出血。

主治:鼻咽癌配穴,并治目热暴痛、鼻痒、不闻香臭。

6. 金津、玉液

操作:三棱针刺出血。

穴性:清热消炎。

主治:肝癌、胆囊癌配穴,并治口疮、舌炎、扁桃体炎、急喉风、黄疸。

(二) 背腰部

1. 喘息

操作:针 3 分,灸 3~5 壮。

主治:肺癌配穴,并治呼吸困难、荨麻疹。

2. 痞根

操作:多灸左边。左右俱有则左右俱灸。

穴性:健脾和胃,理气止痛。

主治:腹腔癌主穴,并治痞块久不愈。

3. 腰眼

操作:自项下大椎骨数至第19节处。

穴性:强腰健肾。

主治:腰痛、妇人及小腹诸疾、消渴。

4. 华佗夹脊

操作:灸,针 5 分到 1 寸。

穴性:从属于督脉和足太阳膀胱经,与脏腑密切相关,是体内脏腑与背部体表相连通的点。

主治:癌症重要配穴,并治咳嗽、喘息、神经衰弱及一切慢性疾患。

（三）胸腹部

1. 胞门子户

操作：针 1 寸，直刺。

穴性：益肾气，利膀胱，调胞宫。

主治：宫颈癌主穴，并治妇人不孕、腹中积聚、先兆流产、胎盘滞留。

2. 子宫

操作：针 2 寸，直刺，灸 15 壮。

穴性：调经益气。

主治：宫颈癌主穴，并治不孕症。

（四）上肢部

1. 肘尖

操作：灸 7~15 壮。

穴性：散结化瘀，清热解毒。

主治：淋巴癌、皮肤癌主穴，并治瘰疬、痈疔恶疡。

2. 外劳宫

操作：针 5 分，灸 3 壮。

主治：指不能伸、婴儿破伤风、腹泻。

3. 四缝

操作：刺出黄白色透明液。

主治：小儿疳积、咳喘、小儿消化不良。

4. 八邪

操作：针 1~5 分，刺出血。

主治：头痛、牙痛、手臂红肿。

5. 虎口

操作：针 3 分，灸 7 壮。

主治：头痛、眩晕、小儿唇紧。

6. 中魁

操作：灸 3 壮。

主治:食管癌进食梗阻重要配穴,并治其他原因进食梗阻、鼻出血、月经过多。

7. 十宣

操作:刺出血。

主治:扁桃体炎、手足抽搐,对急性疾病有救急作用。

（五）下肢部

1. 鹤顶

操作:针 2~3 分,灸 7 壮。

主治:膝痛,足胫无力,瘫痪。

2. 膝眼

操作:针 5 分,灸 7 壮。

主治:中风、膝关节炎、脚气。

3. 外踝尖

操作:灸 7 壮。

主治:齿痛、十指挛急不能屈伸。

4. 八风

操作:针 1 分,灸 5 壮。

主治:脚背红肿、脚气。

5. 阑尾

操作:足三里下 1 寸。

主治:阑尾炎、肠痛、腹暴痛。

（六）其他治癌常用奇穴

1. 止呕穴

穴位:位于颈前正中线甲状软骨上切迹上凹陷,与胸骨柄颈上切迹上方凹陷连线之中点(图2-4)。

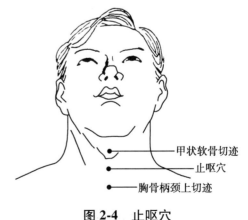

图 2-4　止呕穴

作用:治恶心、呕吐,化痰,引气向下。

主治:晚期食管癌。

针法:针尖斜向胸骨柄颈上切迹上方凹陷,针感局部胀麻。

2. 颈浅穴

穴位:颈前甲状软骨上下,围颈有两条皮肤皱缝,每隔一二厘米施一针,这些穴位称颈浅穴(图2-5)。

作用:消炎止痛,咽喉干痛,化痰。

主治:食管癌、喉癌、扁桃体癌、肺癌、急慢性咽喉炎。

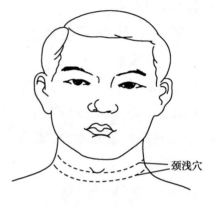

图 2-5 颈浅穴

针法:针1~2mm,点刺。

3. 消块穴

穴位:腋前缝尖端(图2-6)。

作用:消乳房和胸壁肿块,消炎止痛。

主治:乳癌、乳房肿块、乳腺炎、肺癌、胸痛、肩关节周围炎。

针法:针1~2寸,针尖不要斜向胸腔。

4. 通气穴

穴位:照海与然谷穴中点(图2-7)。

作用:使上逆之浊气下行,通过此经穴消散。

主治:乳癌、食管癌、胃癌、肠癌、肝癌、胆囊癌。

针法:针5分至1寸。

5. 脐周穴

穴位:脐上下各5分(图2-8)。

作用:疏通任脉、督脉,利气消块。

主治:胃癌、肠癌、腹腔肿瘤。

针法:针5~8分。

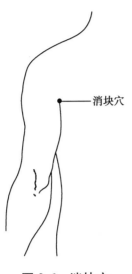

图 2-6　消块穴

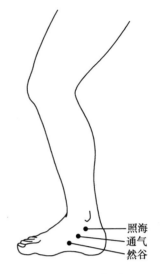

图 2-7　通气穴

6. 扁桃体穴

穴位:下颌角正下方 5 分处(图 2-9)。

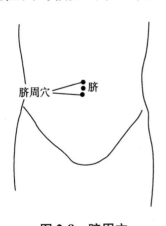

图 2-8　脐周穴

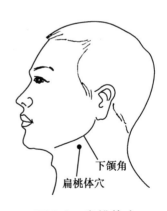

图 2-9　扁桃体穴

作用:咽喉部黏膜消炎止痛,激发扁桃体功能,兴奋舌咽神经。

主治:食管癌、喉癌、扁桃体癌、急慢性咽喉炎、中风、声哑。

针法:针尖斜向扁桃体 8 分至 1 寸。

五、针灸取穴原则

（一）腧穴性能归类

腧穴按照其位置和功能上的特点,分为不同类别(表2-4)。即每一经络和脏腑所属的腧穴中,各有一些特定的重要腧穴。在四肢部有井、荥、输、经、合、络、郄等穴;在躯干部有脏腑俞、募穴以及各经的交会穴等。

表 2-4　经穴性能归类表

穴性	井（木）	荥（火）	输（土）	原	经（金）	合（水）	郄	络	募	背俞穴
手太阴肺经	少商	鱼际	太渊	太渊	经渠	尺泽	孔最	列缺	中府	肺俞
手少阴心经	少冲	少府	神门	神门	灵道	少海	阴郄	通里	巨阙	心俞
手厥阴心包经	中冲	劳宫	大陵	大陵	间使	曲泽	郄门	内关	膻中	厥阴俞
足太阴脾经	隐白	大都	太白	太白	商丘	阴陵泉	地机	公孙	章门	脾俞
足少阴肾经	涌泉	然谷	太溪	太溪	复溜	阴谷	水泉	大钟	京门	肾俞
足厥阴肝经	大敦	行间	太冲	太冲	中封	曲泉	中都	蠡沟	期门	肝俞
手阳明大肠经	商阳	二间	三间	合谷	阳溪	曲池	温溜	偏历	天枢	大肠俞
手太阳小肠经	少泽	前谷	后溪	腕骨	阳谷	小海	养老	支正	关元	小肠俞
手少阳三焦经	关冲	液门	中渚	阳池	支沟	天井	会宗	外关	石门	三焦俞

续表

穴性	井 (木)	荥 (火)	输 (土)	原	经 (金)	合 (水)	郄	络	募	背俞穴
足阳明 胃经	厉兑	内庭	陷谷	冲阳	解溪	足三里	梁丘	丰隆	中脘	胃俞
足太阳 膀胱经	至阴	足通谷	束骨	京骨	昆仑	委中	金门	飞扬	中极	膀胱俞
足少阳 胆经	足窍阴	侠溪	足临泣	丘墟	阳辅	阳陵泉	外丘	光明	日月	胆俞

1. 五输穴 十二经脉在四肢肘、膝以下各有井、荥、输、经、合 5 个特定腧穴,称为五输穴。从四肢末端向肘、膝方向排列,其脉气从小到大,从浅到深,从远到近,所谓"所出为井,所溜为荥,所注为腧,所行为经,所入为合,二十七气所行,皆在五腧也"(《灵枢·九针十二原》)。应用在治疗上,《灵枢·顺气一日分为四时》还说:"病在脏者,取之井;病变于色者,取之荥;病时间时甚者,取之输;病变于音者,取之经;经满而血者,病在胃,及以饮食不节得病者,取之合。"说明井、荥、输、经、合各穴在主治上各有其重点。根据五输穴的主治特点,又结合五行属性进行配伍运用。

五输中的合穴,对治疗脏腑病有着重要作用。《灵枢·邪气脏腑病形》说:"荥输治外经,合治内腑。"

2. 十二原穴 原穴是脏腑原气所经过和留止的穴位。"五脏六腑之有病者,皆取其原(穴)也。"诊断十二原穴脉气的盛衰现象,还能推断脏腑的病情。

3. 十五络穴 络穴是经脉表里相通和散布传注的穴位。十二经脉各有一络穴,又有任脉络穴、督脉络穴和脾的大络,总为十五络穴。络穴在疏调表里经疾患时最为常用。

4. 十六郄穴　郄穴是指经脉气血曲折汇聚的孔隙。在四肢部有十二经郄穴,还有四条奇经郄穴。多用于治疗急慢性病症,并通过对郄穴的按压检查以探索其虚实征象。

5. 脏腑背俞穴　背俞穴是五脏六腑之气输注于背部的一些特定穴位。针灸背俞以治疗五脏六腑病症,临床效果显著,还能治疗与脏腑有关的周身和五官疾患。

6. 脏腑募穴　募穴是脏腑之气聚于胸腹部的一些特定穴位。募有结聚的意思,偏于静的一面;俞有转运的意思,偏于动的一面。对脏腑疾病可以采用其募穴。

（二）配穴规律及方法

针灸配穴如同药物治疗配方一样,要根据患者的体质和病情,从全身的腧穴中选出一些对这种病症有效的腧穴,这种选择叫做配穴。

配穴是以穴对病而言,无论采取哪种配穴方法,选用的腧穴都必须有治疗该病的作用。虽然全身的腧穴很多,每个腧穴的主治功能又有不同,但也是有规律的。

就腧穴的所在区域而言,腧穴在哪个区域,就对哪个区域的病症有治疗作用。就腧穴的分布状况而言,背部及腹部正中线的腧穴,常用于补虚;接近四肢末端的腧穴,常用于泻实。

就疾病所在部位而言,凡肢体前面、侧面和后面的病症,分别取阳明经、少阳经、太阳经的腧穴等等。

笔者在临床中常用以下配穴方法:

1. 循经取穴法　以脏腑经络学说为指导,根据疾病的证候,在其所属或相关的经络上选取适当的穴位。在运用时有本经取穴和异经取穴之分。本经取穴即是病在某经就选取某经的经穴。异经取穴即病在某经取与该经有关的其他经穴,一般是取其互为表里经脉的四肢经穴。本经取穴和异经取穴法,在临床既可单独应用,也可配合使用。

2. 子母配穴法　此法多用于脏腑疾患,但经络病症亦可采用。首先判断发病脏腑或发病部位之所属经络,辨别疾病性质上的虚实,按"实则泻其子,虚则补其母"的原则,采用本经或异经的五输穴,并施以相应的补泻手法。

脏腑、经络与五行的关系:

肺与大肠相表里属金;肝与胆相表里属木;心包与三焦相表里属火;肾与膀胱相表里属水;心与小肠相表里属火;脾与胃相表里属土。

3. 特定穴配穴法　特定穴就是十四经中具有特殊治疗作用的腧穴,常用的有原、络、郄、募、俞、井、荥等(表2-4)。这些腧穴的主治作用均有一定的规律:

(1)原穴:主治内脏疾患,与三焦有密切关系。针刺原穴能通达三焦原气,调整内脏功能,调十二经的经气,虚实皆用。

(2)络穴:络穴与络脉有关,而络脉在表、里经间有纽带作用,故它可治疗表、里两经之兼症,虚则补之,实则泻之(表2-5)。

表2-5　络穴用于表里两经之兼症

络穴		主治	
		实	虚
肺经	列缺	手锐掌热	尿遗数
心经	通里	支膈	不能言
心包经	内关	心痛	头强
小肠经	支正	节弛肘废	生疣,指间干痒痂疥
大肠经	偏历	齲、聋	齿寒痹膈
三焦经	外关	肘挛	不收
膀胱经	飞扬	头背痛	鼽衄
胆经	光明	厥	痿,坐不能起
胃经	丰隆	狂癫	足不收,气逆喉痹
脾经	公孙	胸中切痛	臌胀,上逆则霍乱

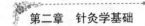

续表

络穴		主治	
		实	虚
肾经	大钟	闭癃	腰痛,气逆则烦闷
肝经	蠡沟	挺长	暴痒
任脉	屋翳	腹痛	瘙痒
督脉	长强	脊强	头重,高摇摇
脾	大包	身尽痛	百节尽皆纵

(3)俞穴:即背部膀胱经的俞穴,五脏有病多取俞穴。

(4)募穴:均分布在胸腹部,六腑有病多取募穴。

(5)郄穴:它主治经络脏腑的急性病痛。

4. 病因取穴 分析疾病的原因,首先选用以下穴位。

(1)属风寒:选用外关、风池、风府、风门、合谷。

(2)属暑:选用曲泽、委中、尺泽、十宣(放血)。

(3)属湿:选用阳陵泉、三阴交、足三里、复溜、合谷。

(4)属热:选用大椎、曲池、合谷、陷谷、内庭。

(5)属内风:选用行间、太冲、风池。

(6)属内寒:选用关元、中极、命门(均灸)。

(7)属内湿:选用脾俞、足三里、公孙、三阴交。

(8)属内燥:选用金津、玉液、尺泽、鱼际、大钟、膈俞。

(9)属内火:选用大陵、行间、然谷、支沟、劳宫。

(10)属精虚:选用志室、关元、中极、太溪。

(11)属神乏:选用大陵、间使、神门、神庭、心俞、神堂。

(12)属气病:上焦选用膻中、太渊、列缺、间使。

中焦选用中脘、脾俞、足三里、公孙。

下焦选用关元、气海、脐中(神阙)。

（13）属血病：选用膈俞、血海、三阴交、公孙。

（14）属痰：选用丰隆、内关、中脘、巨阙。

（15）属水：选用水分、阴陵泉、复溜。

（16）属郁：选用内关、行间、太冲、肝俞。

（17）属结：选用支沟、照海、大横。

（18）属劳：选用膏肓、百劳。

（19）属虚：选用气海、丹田、委中。

六、交会穴

临床上所见患者往往不是单一的经络有病，特别是疑难杂症和癌症，往往是多条经络有病或正经与奇经同时有病。因此每条经络单独取穴，则取穴繁多，而且穴位作用会相互抵消。要想使取穴少而精，而且会提高疗效，就应取交会穴，事半而功倍地提高疗效。人体经脉上的交会穴及相交的经脉介绍如下。

（一）督脉

1. 大椎　①手阳明大肠经；②足阳明胃经；③手太阳小肠经；④足太阳膀胱经；⑤手少阳三焦经；⑥足少阳胆经。

2. 神庭　①足阳明胃经；②足太阳膀胱经。

3. 水沟　①手阳明大肠经；②足阳明胃经。

4. 长强　足少阴肾经。

5. 百会　足太阳膀胱经。

6. 陶道　足太阳膀胱经。

7. 脑户　足太阳膀胱经。

（二）任脉

1. 关元　①足太阴脾经；②足少阴肾经。

2. 中极　①足太阴脾经；②足少阴肾经；③足厥阴肝经。

3. 上脘　①足阳明胃经；②手太阳小肠经。

4. 中脘　①足阳明胃经；②手太阳小肠经；③手少阳三焦经。

5. 下脘 ①足太阴脾经；②足少阴肾经。

6. 承浆 足阳明胃经。

7. 曲骨 足厥阴肝经。

8. 神阙 通十二经及奇经。

（三）手太阳小肠经

1. 秉风 ①手阳明大肠经；②手少阳三焦经；③足少阳胆经；④手太阳小肠经。

2. 听宫 ①手少阳三焦经；②足少阳胆经。（通十二经脉）

3. 天容 足少阳胆经。

4. 颧髎 手少阳三焦经。

（四）手少阳三焦经

1. 和髎 ①手太阳小肠经；②足少阳胆经。

2. 角孙 ①手阳明大肠经；②足少阳胆经。

3. 翳风 足少阳胆经。

（五）手阳明大肠经

1. 臂臑 ①手太阳小肠经；②足太阳膀胱经；③阳维脉。

2. 迎香 足阳明胃经。

（六）手厥阴心包经

天池 ①足少阳胆经；②足厥阴肝经。

（七）手太阴肺经

中府 足太阴脾经。

（八）足少阳胆经

1. 上关 ①足阳明胃经；②手少阳三焦经。

2. 悬厘 ①足阳明胃经；②手少阳三焦经。

3. 颔厌 ①足阳明胃经；②手少阳三焦经。

4. 瞳子髎 ①手太阳小肠经；②手少阳三焦经。

5. 头临泣 ①足太阳膀胱经；②阳维脉。

6. 日月 足太阴脾经。

7. 曲鬓　足太阳膀胱经。

8. 率谷　足太阳膀胱经。

9. 浮白　足太阳膀胱经。

10. 头窍阴　足太阳膀胱经。

11. 完骨　足太阳膀胱经。

12. 环跳　足太阳膀胱经。

13. 肩井　手少阳三焦经。

（九）足阳明胃经

1. 头维　足少阳胆经。

2. 下关　足少阳胆经。

3. 地仓　手阳明大肠经。

（十）足太阳膀胱经

1. 睛明　①足阳明胃经;②手太阳小肠经。

2. 大杼　手太阳小肠经。

3. 附分　手太阳小肠经。

4. 上髎　足少阳胆经。

5. 下髎　足少阳胆经。

6. 风门　督脉。

（十一）足太阴脾经

1. 三阴交　①足少阴肾经;②足厥阴肝经。

2. 冲门　足厥阴肝经。

3. 府舍　足厥阴肝经。

（十二）足厥阴肝经

章门　足少阳胆经。

第三节　治癌临床中的经络传感效应

笔者在临床实践中常常遇到很多明显的经络传感现象。1963 年，徐州有一患者焦某,感冒有头痛、流泪、畏光、鼻塞、全身不适、无汗等症状,当时灸胸椎 1~4 脊缝穴,即感到大拇指发麻,其传导线路经肩胛骨达前胸,与肺经通路相合,患者鼻塞、流泪、畏光等症状立即消失。以后用灸法灸治中患者出现很多明显酸麻通路,有的甚至可在体表见到一根红线,其通路与十二经脉通路基本相符。循此通路施灸后,患者病情及症状往往随之消失,疗效特别显著。

癌症患者的经络现象比一般患者多见。如 1 例晚期乳癌和 2 例肺癌患者,经络病变诊断的正确,在手足部穴位或背部俞穴针刺后感应直达癌肿。肺癌患者能感觉到肺部肿块的大小、部位和形态。乳癌患者感到有酸、麻、温热感,以 2~3cm/s 速度传导,感应到肿块后,患者有蚂蚁爬的痒感和酸胀感,肿块的胀痛立即缓解,有这种感应出现时,往往疗效较好。

有一子宫肌瘤患者,按压其四肢和背部一些敏感穴位,患者立即嗳气,感到舒服。这些敏感穴位随着治疗而变动,患者自己感觉到,越不舒服时,这些点就越明显。

在针灸治疗食管癌时发现,有的患者针刺背部俞穴,针感可以传向四肢,同时针下有一直径 2~3cm 的红晕区。留针时患者如能呼呼大睡一觉,疗效特别好。

又有 1 例晚期左乳癌,表浅淋巴结广泛转移,微血管内有癌栓形成。针右照海、左列缺,患者感觉两穴位间有气感联系,但其间并没有明确的线条,1 年治愈。

笔者还发现,有的患者癌肿内也有经络通过。如有个脂肪瘤、乳癌患者,针刺时肿块内有经络感应通过。有 2 例腹腔广泛转移性黏液腺癌和间皮瘤患者,满腹癌肿,针刺时腹腔内有线条样感应通过,甚至传向四肢。

这些经络传感现象,其传导通路有些与神经通路相似,有些则不同。笔者在治疗某些癌症顽固性疼痛和骨转移剧痛时,根据"督脉主一身之气""任脉主一身之血"的理论,采用了督脉人中穴和任脉承浆穴,使疼痛得到一定程度的缓解。人中和承浆两穴与患者疼痛部位（如股骨、髂骨和腰椎等）相距很远,没有明显的神经通路。又如食管癌患者滴水不进时,笔者采用心经的内关穴,脾经的公孙穴,奇穴止呕穴,任脉的膻中、天突,督脉的至阳穴,使全身气血通畅,增强食管蠕动。不少患者能感到一股热气涌向咽喉,顿时解除了压迫感,往往能立即进食。这里也没有一条明显的神经通路。又有 1 例颈段食管癌左锁骨上淋巴结转移患者,每次针灸时就有一股气缓慢地沿经络线路感应出来,感到全身舒服。临床类似的现象是不少的。

笔者在实践中还发现,经络系统在人体内是不断运动的,并不是固定不变的。有一位经络能呈现红线的患者,每次出现的红线稍有移动,约在 5mm 宽的经络带内移动。这种红线并非规则的直线,而是带有弧形弯曲的线条。治疗时,每次针刺同一个穴位,也要相应调整进针位置,才能有较好的经络感应。这类患者的经络敏感性也是相对的,有的患者开始不敏感,治疗到一定阶段突然敏感,以后又可能减退。年轻人比老人相对敏感。在练了气功、太极拳后,原来不敏感的有时也可以变成经络敏感人。

多年来的临床实践使我们深信经络是客观存在的,经络理论对我们进行诊断和治疗具有重要的指导作用。

第三章

脉学基础

第一节 脉学的现代研究和在治癌中的应用

一、脉学的现代研究

动脉的搏动简称脉搏。一般指桡动脉而言,但亦可检查颞动脉、颈动脉、足背动脉等。通常用于切脉诊断的动脉的共同点是:部位浅表,有足够的长度,其下有较坚实的骨骼等组织。切脉通常用食指、中指及无名指的指尖来进行。

切脉时首先应注意两手桡动脉的脉搏是否相同。由于血管位置的差异以及两侧腕部肌肉发育情况可能不同,因此即使正常人的两侧桡动脉搏动的大小及其出现时间也可能有明显的差别。如主动脉部有动脉瘤时一侧的脉搏可比另一侧出现较晚。当两侧脉搏大小不等时,应考虑脉搏小的一侧动脉是否有动脉狭窄等先天异常,或有梅毒性动脉炎等动脉疾患,或有外在因素(如颈肋)的压迫。在肯定两侧的脉搏相同后,即可检查单侧的脉搏。检查时应该注意脉搏的速率、节律、紧张度、强弱或大小,以及动脉壁的情况,这些都反映了脉象。

1. 速率 即每分钟脉搏的次数。正常人或成年人脉搏多在 60~80 次/分,久经锻炼的运动员可能仅 45~50 次/分。年龄及性别均可影响脉率,成年女子的脉率约 70~90 次,成年男子的脉率约 60~80 次,3

岁以下的小儿脉率在 100 次以上,初生婴儿的脉率可达 140 次。吸气时脉率较频,呼气时脉率较缓,安静及睡眠时脉搏较缓,体力劳动或精神刺激时脉搏可增速。成年人脉率超过 100 次称为心动过速;若低于60 次,称为心动过缓。

2. 节律 脉的节律反映了心脏跳动的节律。正常脉的节律是有规则的,并且强弱相等。不规则的脉率可能:①有一定规律的不整脉(如二联脉);②无规律性的不整脉(如心房颤动)。脉律的不整,不仅可表现在时间上可以不规则,而且每次跳动的强弱可因心脏收缩排血量的不同而不等。有时心脏收缩排血量过少,以致不能引起周围血管的搏动,使脉率低于正常,这种现象称为脉搏短绌。

3. 紧张度 脉的紧张度决定于动脉的收缩压,可根据手指按压桡动脉所施的压力来估计。检查时,先将食指用力压寸脉以截断来自掌弓的脉搏,然后在尺部用无名指施加压力至关部的手指不能触到脉搏为度。此时即可根据尺部无名指所施压力的大小来估计动脉的紧张度。

4. 强弱或大小 脉的强弱、大小决定于动脉的充盈度和脉压的大小。充盈度较高及脉压较大时,则脉搏强大,称洪脉;反之则脉微弱,称为微脉。

5. 脉波的形状 用切脉仪测定脉象曲线加以分析,动脉内压力的上升有时较急骤,有时较缓慢。上升的速度与左心室收缩时血液流至动脉内的速度及主动脉壁的弹力有关,下降的速度则与血液流向周围小血管的速度有关。如脉波迅速上升又迅速下降称为冲脉;反之,则脉波徐徐上升又徐徐下降称为徐脉。在脉波下降期中常又有第二次的上升,这种现象在正常时仅能用脉波计描出,称为重搏脉。

6. 动脉壁的情况 正常时,桡动脉壁光滑而柔软,且有一定的弹力。动脉硬化时,动脉壁可变硬,而且失去弹性,动脉亦纡曲。在某些情况下,比较上、下肢的脉搏亦有助于诊断。如主动脉缩窄时,桡动脉及颈动脉的脉搏均很强,但下肢的脉搏(如足背动脉的脉搏)则较弱。夹层动脉瘤时,上肢的脉搏可能很弱,而下肢的脉搏可能很强。足背动

脉的脉搏消失,表示下肢动脉阻塞。笔者将临床上体会的基本脉象分析如下:

(1)根据脉的深度分:浮脉、沉脉、芤脉。

(2)根据脉的速率分:迟脉、数脉、缓脉。

(3)根据脉的节律分:结脉、促脉、代脉。

(4)根据脉的幅度分:大脉、细脉、散脉。

(5)根据脉的长度分:长脉、短脉。

(6)根据脉的紧张度分:弦脉、濡脉、紧脉。

(7)根据脉的强度分:实脉、虚脉、革脉。

(8)根据脉的性质分:滑脉、涩脉、动脉。

二、各种脉象的机制

1. 浮脉、沉脉　浮脉为皮肤下动脉的跳动,属血管上层反映,中按即得血液流动之形状,所谓"脉位浮浅,轻取即得"。主病在表。浮而有力为表实,浮而无力为表虚。浮脉除见于感冒及某些急性热病初期,还见于某些久病阳气虚弱者。沉脉系血管下层之跳动与血液并成一处。沉脉"脉位低沉,轻取不应,重按始得",主里证。沉而有力为里实,沉而无力为里虚。

2. 数脉　发热时,细胞与神经得热则兴奋,血液高温作用于心脏,加速心脏的收缩则出现心悸亢进。也有热高而脉反迟者,则因热入脑内刺激迷走神经中枢,迷走神经兴奋,心脏收缩徐缓。接近死亡时脉又转数,这是因为迷走神经由兴奋转入麻痹。

3. 迟脉　迷走神经兴奋或交感神经麻痹。

4. 洪脉　内热充斥,血管扩张,排血量充实,充盈度高,脉压大。

5. 小脉、细脉　反映了血管的收缩。

6. 涩脉　见于精神多刺激时,交感神经影响副交感神经。

7. 结脉、代脉　与主动脉栓塞和瓣膜闭锁有关,心室舒张时血液退入心室,患者必觉心荡。

8. 紧脉　与动脉血压高低成比例,而与小动脉血管的收缩及心脏收缩之强弱亦有关。紧脉是由于血管收缩后血压升高引起,所以血管波动不得回旋,出现紧脉。细脉与紧脉都是血管的收缩,但细脉因血液减少所以不紧。

9. 大脉　血管扩张。因心肌充实,动脉充血,扩张的主动力在血液,血管仅处于被动地位。

10. 缓脉　毛细血管充血,小动脉扩张,扩张的主动力在血管。

11. 弦脉　血管的神经纤维紧张,所以状如弓弦。

12. 长脉　血管显现者。

13. 短脉　血管潜隐者。

14. 濡脉　血管紧张度减退,血压下降出现濡脉。

15. 牢脉　血压升高出现牢脉。

三、疾病、症状与脉象

表 3-1　现代医学疾病名与脉象的关系

疾病	脉象
主动脉瓣闭锁不全	疾脉
主动脉瓣狭窄	缓脉
血管栓塞、瓣膜闭锁不全	促脉、结脉、代脉
心力衰竭	濡脉、伏脉、细脉
风湿性心脏病	涩脉、促脉、代脉
梅毒性心脏病	结脉
冠状动脉疾患	结脉、促脉、涩脉
高血压心脏病	涩脉、结脉
肺源性心脏病	涩脉、促脉
甲状腺功能亢进症、心肌炎	促脉
室性期前收缩、肝硬化、肾结石	结脉
肝脓肿	数脉

天津医学院(现天津医科大学)附属第一中心医院曾对 50 例不整脉的脉象差异与症状及心电图表现作了统计分析(表 3-2,表 3-3):

表 3-2　不整脉与症状的关系

症状	心悸	气短	咳嗽	咯血	下肢浮肿	食欲不振	胸痛	耳鸣	高血压
结脉	9	7		1	1	1	2		
涩脉	13	18	1		4	1	1	2	
促脉	7	8	2	1	4	1			1
散脉		1							
数脉	7	7	3		2				

表 3-3　不整脉与心电图的关系

脉象	结脉	促脉	涩脉	散脉	数脉
心室性早期收缩	8	2	6		
完全性房室传导阻滞	1				
心房颤动	1	3	13	1	
节性早期收缩			1		
心房性早期收缩	1	1	2		
二度房室传导阻滞			1		
心动过速		11			1
窦性心律不齐					5

四、切脉器的初探

(一)切脉器简介

根据脑电阻仪的原理,运用测脉器测定人体脉象的电阻变化来研究脉象的一个侧面。(此项研究系与复旦大学生物系协作)

(二)切脉器的临床观察

1. 八类常见脉的波型(图 3-1~图 3-8)　测定 8 种常见脉的波型图与切脉时的手指感觉有一定相似性(表 3-4)。

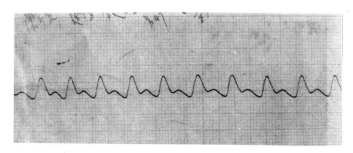

图 3-1　数脉

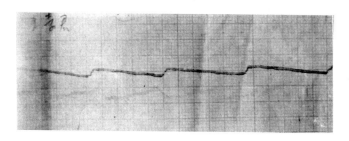

图 3-2　迟脉

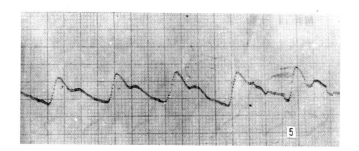

图 3-3　浮脉

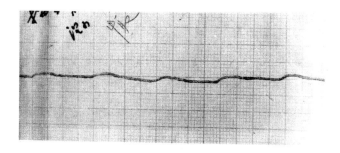

图 3-4　沉脉

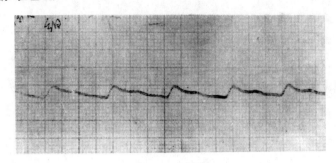

图 3-5　细脉

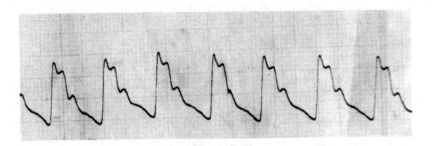

图 3-6　大脉

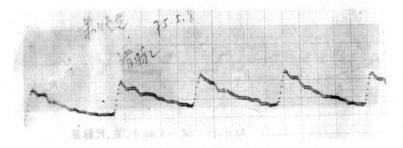

图 3-7　滑脉

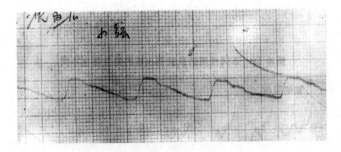

图 3-8　弦脉

表 3-4　脉象波型与手指感觉

对照	脉象波型	切脉
数脉	波峰近	速度快
迟脉	波峰远	速度慢
浮脉	波峰高	浮取
沉脉	波峰低平	沉取
细脉	波峰低小	细丝状
大脉	波峰高大	满指宽大
滑脉	波形多,下坡有波动	滑动流利
弦脉	多见平峰	琴弦般

2. 不同人的脉象不一样　中医理论认为,正常人男、女、老、少的脉是不同的。

3. 同一个人左、右手脉象不同　中医理论认为,左、右手脉代表的内脏是各不相同的,左手脉反映左半身状况,右手脉反映右半身状况。(图 3-9)

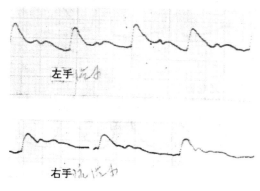

图 3-9　同一人的左、右手脉象对照

4. 同一手的寸、关、尺脉象不同　所以中医理论认为,它们分别代表机体的不同部位、内脏和经络。(图 3-10)

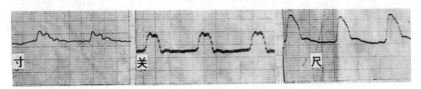

图 3-10 同一人的寸、关、尺脉象

5. 各种换能器性质不同,脉象图不同(图 3-11)

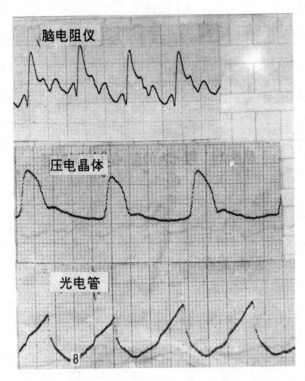

图 3-11 不同性质的换能器出现的脉象图也不同

6. 针灸前后的脉象图不一样(图 3-12)

(1)证明了针灸能引起机体变化,从而反映为脉象的变化。所以通过脉象变化能指导针灸,以达到治疗目的。

(2)应该进一步研究正常脉象图和病理脉象图的差别;同时要深入研究针灸每个穴位与脉象的关系,这样就能把切脉针灸提高到现代科学水平,更准确地指导切脉针灸治癌。

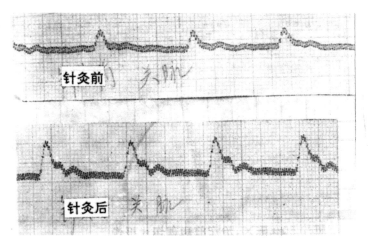

针灸前　关脉

针灸后　关脉

图 3-12　洪某,治疗中一次针灸前后的脉象记录

五、切脉在针灸治癌中的应用

目前,一般的针灸只能治疗一些常见疾病,大多只有消炎止痛作用,对于治疗内脏疾病和疑难杂症就比较困难。因为一般的针灸治疗时带有一定程度的盲目性,较多的只取局部穴位;而且除了以患者主诉症状的好转或加重作为指标外,缺乏一个指导针灸治疗的客观依据。其原因除了有的医生对经络和脏腑等理论掌握得不够外,还因为缺乏一个简便易行、灵活的方法来具体指导进针的穴位和深度,以及动态地观察针灸疗效,所以疗效有时就不够满意。为了解决后一问题,笔者在针灸治癌中曾探索了许多途径。如:皮肤电的测定,压痛点的检查,经络皮肤反应的观察,经络阳性反应的触诊,耳穴诊断,舌诊,知热感度测定,等等。这些方法虽然对观察疗效有一定的作用,但都没有切脉的反应来得灵敏和及时。虽然要准确而熟练地掌握切脉技术有一定困难,但一旦掌握后再加上其他诊断方法的辅助,就可以达到较正确及时地指导针灸取穴和动态观察针灸疗效的目的。随着脉象的好转,就立即会出现症状的好转。例如,患者来看病时,首先以切脉为主,配合舌诊和问诊,诊断出病变的经络和内脏,定出治病的穴位,针刺的顺序。下针后用切脉立即可以察知

针刺后体内的反应,观察经络和内脏的异常是否得到调整,是否达到治疗的目的。当切脉感到脉息已接近或恢复正常时,即达到治疗的目的。在去针后,可能脉象又恢复原来的不正常状态,可连续多次针灸,使之又恢复正常,反复不断使脉息处于正常状态,就可使疾病明显好转和治愈。临床上发现,此时如配合西医各种客观实验检查方法检查,往往随脉象的调整而有明显好转,甚至可能肿块缩小或消失。

切脉在我国已有几千年的历史,许多古代医书都记载了有关切脉的宝贵经验,给我们切脉指明了方向。在中国有无数医务人员从事切脉临床实践,他们积累了切脉治病的丰富经验,这是研究和推广切脉针灸的有利条件。

当然,切脉指导针灸治病不是十全十美的,切脉不易掌握,需要不断实践,在实践中经常校对和探讨。而且它在总结时,表达描述也较困难。如果切脉能用科学仪器代替,就能克服这一不足之处。在现代科学条件下,这一点是能够逐步做到的。

第二节　切脉基础知识

中医的望、闻、问、切四大诊断手段是相辅相成的。对某种疾病可能以某种诊法为主,同时由于医生掌握程度不同,诊断时采用的手段有所侧重。一个医生往往侧重于一两种诊断手段,例如大多数医生以问诊为主,配合以望、闻、切来诊断;也有少数医生以舌诊为主,如上海第五门诊李润民医生以舌诊为主指导针灸治疗;还有少数医生以脉诊为主,在山区和农村更为多见,在大城市较少见。

一、切脉的部位

脉诊的分部,历来相传的有 3 种:

一是《素问·三部九候论》所述,遍诊法即分头、手、足三部,每部又分天、地、人,合而为九,故称为三部九候法(表3-5)。

表 3-5　遍诊三部脉诊部位(三部九候)

三部		脉诊内容
头(上部)	上部上	两额之动脉(如太阳穴),以候头角之气
	上部中	耳前之动脉(如耳门穴),以候耳目之气
	上部下	两颊之动脉(如巨髎穴),以候口齿之气
手(中部)	中部上	手太阴(如寸口部),以候肺
	中部中	手少阴(如神门穴),以候心
	中部下	手阳明(如合谷穴),以候胸中之气
足(下部)	下部上	足厥阴(如五里穴或太冲穴),以候肝
	下部中	足太阴(如箕门穴或冲阳穴),以候脾胃
	下部下	足少阴(如太溪穴),以候肾

由于遍诊法麻烦费时,烦琐不便,故较少应用。

二是《伤寒论》记载的三部诊法,即人迎、寸口、趺阳分候十二经变化及胃气。

三为《难经》记载的:"十二经皆有动脉,独取寸口,以决五脏六腑死生吉凶之法,何谓也? 然,寸口者,脉之大会,手太阴之脉动也……故五十度复会于手太阴。寸口者,五脏六腑之所终始,故法取于寸口也。"根据"气口"可以"独为五脏主"的理论,倡导独取寸口的脉诊方法。此法以其方便,已成为常用脉诊方法。

笔者在临床发现,十二经脉上有动脉的部位都可切脉,它们能各自反映有关经络的气血虚实,在针灸时可作参考(表 3-6)。

表 3-6　十二经脉切脉部位

经脉	切脉部位
手太阴肺经	中府、云门、天府、侠白、经渠
手阳明大肠经	合谷、阳溪
手少阴心经	极泉、神门

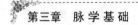

续表

经脉	切脉部位
手太阳小肠经	天窗
手厥阴心包经	劳宫
手少阳三焦经	禾髎
足太阴脾经	箕门、冲门
足阳明胃经	大迎、人迎、气街、冲阳
足少阴肾经	太溪、阴谷
足太阳膀胱经	眉冲
足厥阴肝经	太冲、五里、阴廉
足少阳胆经	听会、颔厌

笔者在切脉针灸治病中,常用手太阴肺经寸口脉为主,又经常参考颈部人迎脉,足上太溪、太冲、冲阳脉。人迎脉的部位在颈部人迎穴处,它是足阳明胃经上的穴位。胃是后天之本,脉以胃气为本,所以人迎脉和冲阳脉都可用来诊断胃经的情况和胃气的盛衰。

要了解病情的轻重和发展趋势,应该体会脉的"胃气为主"。如果人迎和冲阳脉越来越和缓,说明疾病在好转;如果人迎脉先急后变和缓,说明胃气渐升;如果人迎脉先缓后急,说明胃气渐降。因此,人迎脉在临床切脉中有重要诊断价值(表3-7)。

表3-7　人迎脉与症状关系

脉象	症状
盛	热证
虚	寒证
紧	痛痹
代	间歇性疼痛
大紧浮	病渐重
沉而滑	病渐轻

笔者还体会人迎脉与寸口脉结合起来,能诊断经脉病变(表3-8)。

表3-8 人迎与寸口结合进行诊断

脉象	经脉病变	前脉象+脉躁
人迎脉大于寸口脉一倍	胆经实,肝经虚	三焦经实,心包经虚
人迎脉大于寸口脉二倍	膀胱经实,肾经虚	小肠经实,心经虚
人迎脉大于寸口脉三倍	胃经实,脾经虚	大肠经实,肺经虚
寸口脉大于人迎脉一倍	胆经虚,肝经实	心包经实,三焦经虚
寸口脉大于人迎脉二倍	肾经实,膀胱经虚	心经实,小肠经虚
寸口脉大于人迎脉三倍	脾经实,胃经虚	肺经实,大肠经虚

重危患者要进一步了解胃气的情况,可参考冲阳脉。严重或疑难癌症患者,要了解肝经、肾经的情况,需结合太冲和太溪脉。

二、脉象的分类

各种脉象可根据阴阳、形体、至数、部位、浮沉、往来的不同归类如下:

(一)属阳的脉象

1. 大脉 洪、散、弦、革、肥横。

2. 数脉 疾、急、动、促、击、搏、躁、喘、奔越无伦。

3. 长脉 高、揲、涌、端直、条达、上鱼为溢。

4. 浮脉 毛、泛、营、肉上行、水漂木。

5. 滑脉 利、营、啄、翁、章、连珠、替替然。

(二)属阴的脉象

1. 小脉 细、微、弱、瘦,萦萦如蜘蛛。

2. 迟脉 缓、代、结、脱、少气、不前、止歇。

3. 涩脉 紧滞、行迟、脉不应指、参伍不齐、难而散、雨沾沙、刀刮竹。

4. **短脉** 抑、卑、不及指、入尺为复。

5. **沉脉** 伏、潜、坚、过、减陷、独沉时一沉。

以上有的脉名临床上虽不常用,但由于古书上有之,故也归纳在内。

三、切脉的方法

诊脉以早晨为最好。早晨机体内外环境安静,脉象能如实反映病情,防止体力活动、情绪激动或饮食、烟酒等的干扰。剧烈运动后,脉弦数有力,愤怒后多弦大,饮酒后洪大弦滑,食后右脉浮滑等,去除这些干扰后,脉象才能如实反映病情。患者到门诊时往往已不是早晨,必须让患者休息片刻后再诊脉。诊脉时,患者最好端坐,将前臂自然向前半伸,在腕下放一松软的脉枕;或可仰卧,将手向前伸平,切忌侧卧或上臂扭转,以免影响气血流通和脉搏变化。诊脉下指,应以中指端按掌后高骨内侧关部(桡骨头定为关部);然后把食指放在中指之前,从关前至鱼际的适中距离的寸脉之上;然后把无名指放在中指之后的尺脉部位上。患者臂长者布指略疏,臂短者布指略密,总之以适中为度。部位取准后,三指用同样力量按诊三部脉象,谓之总按,用以探寻寸、关、尺三部和左、右手脉的全部情况为浮为沉?或者寸、关、尺的某一部沉?或三部俱浮?或某一部浮?是尺盛于寸或寸盛于尺?是左脉大于右脉,还是右脉大于左脉?都要通过总按作全面比较。然后再根据某部脉象的反常采取单按法,即用中指和食指,或中指和无名指,在反常脉的部位反复寻按,认真探寻脉象性状。这样才能清楚觉出反映于腹部的独特变化,从而确定脉象,作为诊断的主要依据。

初按与久按不同。脉有初按大,按久索然;有初按濡软,按久搏指;亦有下指微弦,按久微缓者。在初按时,其气血外趋,抗病力猛,故脉现浮大;由于正气不足,后续无力,故久按索然。这种脉象,不论新病、久病,呈现灼热烦扰,皆正气不足、虚阳外露之象。如初下指脉象濡软,久按搏指,为里病表和之象,是里病初显,尚未尽透。如下指微弦,按久缓和,多为久病向愈之象。如初下指虽见乏力,或弦细不和,按三十余至而渐觉雍容和缓,为病势缓解、气血调和之象。如按久微缓不能应指,或渐觉弦硬者,多为正气虚损太过,外邪未解之象,预后较差。

诊脉时,运用指力的轻重和部位的挪移以探索脉象的手法,叫持脉。持脉主要有三,即:举、按、寻。轻手循之曰举,重手取之曰按,不轻不重委曲求之曰寻。举是轻轻地按在皮肤之上;按是向下按至筋骨;寻是推寻,是体察脉搏的性状。

持脉时,应注意脉搏的频率及节奏,正常人一息四至,即一分钟60~80次。妇女与儿童较快,身体素质弱者亦可较快。

人之三指参差不齐,持脉时必使指头齐平,节节相对,方可按脉。又三指端之皮肉,食指感觉最灵敏,中指最厚,无名指亦厚,故诊脉时必须使指头取35°斜按,使指端棱起如线,按脉之背,方能脉象显然。不能平按,也不能垂直下按。

四、脉象的鉴别

1. 浮脉 手指轻轻地按上,便觉得脉搏有力;稍加重按,就显得没有力量了。须与之鉴别的是:

芤脉——浮而显大,稍重按中间有种空虚感觉。

洪脉——浮而拍拍搏动有力。

虚脉——搏动迟缓,虽觉稍大,却空豁无力。

软脉——浮而柔弱细小。

散脉——浮而无根蒂,去来不明,好像飞散杨花。

2. 沉脉 加重手指的力量,直按到筋骨之间才能触到它的搏动。须与之鉴别的是:

伏脉——比沉脉还深在,必须用手指用力推移筋骨才能摸到。

弱脉——沉而细软如绵。

牢脉——沉而弦大有力。

3. 迟脉 一呼一吸,叫做一息。在一息的时间内,脉的搏动仅有

三至,说明脉搏的起落过程是极其缓慢的,所以叫做"迟脉"。须与之鉴别的是:

缓脉——比迟脉稍微快一点。

涩脉——比迟脉还细小无力,并有一种不流动的感觉。

虚脉——迟脉显得浮大而软。

4. 数脉 一呼一吸,脉来六至,说明脉的搏动速度极快,脉搏来势紧急,好像绞转绳索而左右动弹不已。须与之鉴别的是:

紧脉——至数不到明显的六至。(血管壁紧)

促脉——脉数而有歇止。

动脉——脉数而独显于关部。

5. 滑脉 一往一来,一前一后,都是极其流利的,令人有一种反复旋转,圆活自如的感觉。它与数脉的鉴别是:

滑脉——搏动的流利好比圆珠。

数脉——至数的增加。

6. 涩脉 细小而短,搏动往来迟滞,极不流利。须与之鉴别的是:

散脉——漫无根蒂。

歇止脉——脉有关歇。

7. 虚脉 脉浮大而软,搏动迟缓,稍加重按,便全然无力,指下有空虚感。它与芤脉的鉴别是:

虚脉——愈加重按,显得软弱。

芤脉——浮大之中,却似葱管那样边实中空。

8. 实脉 无论脉浮部或沉部都可以出现,脉大而长带弦,它的搏指下颇有紧实的感觉。须与之鉴别的是:

紧脉——脉来紧急,好像绞转绳索,有频紧的左右弹动感。

牢脉——实大微弦而长,它仅在筋骨沉部出现,不出现于浮部。

9. 长脉 脉象不大不小,脉动虽长,具有柔和安定的状态。它与弦脉的鉴别是:

长脉——往往超越了寸、尺部位。

弦脉——充分紧张感觉。

10. 短脉　与长脉相反,它在寸、尺部位表现为不满足,或是寸部不满足,或是尺部不满足,搏动短暂。它与涩脉的鉴别是:

短脉——出现在寸、尺部位,短缩感。

涩脉——脉虽短,但形细弱,搏动迟缓而艰涩。

11. 洪脉　脉形极其粗大,来时显得势极充盛,去时缓缓减弱,要在较长时间内才能消逝。

12. 微脉　脉极细又极软,稍用力按,像快要断的细线一样,这时脉动似有似无,它与细脉的鉴别是:

微脉——显得似有似无,细弱极了,由于阳气的衰竭造成。

细脉——比微脉稍微大一些,由于营血的虚少造成。

13. 紧脉　指下搏动,有一种左右旋绞而紧急的感觉,好像摸到无数次转动的绳索。注意它与弦脉、实脉的鉴别。

14. 缓脉　一呼一吸刚好四至,比迟脉稍快一点,在指下极和缓而均匀,搏动没有丝毫紧张感。注意它与迟脉的鉴别。

15. 芤脉　轻取之觉其浮大而柔软,稍加重按便觉得空虚似的,有外实内空感。它与虚脉、革脉的鉴别是:

芤脉——浮大而软,出现于大出血后。

虚脉——浮大而迟。

革脉——外实内空,但外实带有弦象,见于出血失精的虚寒病证。

16. 弦脉　具有挺直而长的形象,极稳重地搏动,不会轻易更换并且张力较大,"如张弓弦"。它与紧脉、牢脉的鉴别是:

弦脉——长而挺直,像琴上丝弦一般,不一定见于沉部,更没有见于伏脉的了。

紧脉——同样有紧张感,但紧如绞绳而有力。

牢脉——只能在沉伏之间出现。

17. 革脉　脉来浮取,弦急而重按,好像有按着鼓皮似的。注意它与芤脉、牢脉的鉴别。

18. 牢脉　在极沉部位出现,颇近于伏脉部位,形状实而长,带有弦急的样子。它与革脉的鉴别是:

牢脉——弦、长、实、大、坚实,出现比沉脉还深,近似伏,常见于大实证。

革脉——在浮部出现,形状弦而芤,多见于虚证。

19. 濡脉　在浮部出现,细软无力,必须轻手细翻。它与弱脉、微脉、细脉的鉴别是:

濡脉——在浮部出现,重按则无。

弱脉——在沉部出现。

微脉——浮而微细,重按只是不绝如缕。

细脉——多出现在沉部,重按不绝如缕。

20. 弱脉　沉细而极其软弱,重按才能触到,浮部摸不到。注意它与濡脉、微脉、细脉的鉴别。

21. 散脉　涣散不收的脉象,轻取觉得虚大,稍重按便涣散不清楚,再加重按就摸不着了。它与濡脉、虚脉、芤脉的鉴别是:

散脉——搏动极无规则,浮而虚大。

濡脉——浮而细软。

虚脉——浮而虚大,按之无力。

芤脉——浮而中空。

22. 细脉　比微脉稍大,指下感觉到只像一根丝线,软弱无力。它与微脉、濡脉的鉴别是:

微脉——脉重按似细丝,似有似无。

细脉——尽管细小,始终可明显摸着它,比微脉稍大。

濡脉——在浮部出现,重按则无。

23. 伏脉　用力重按至骨,才感到搏动。

24. 动脉　是数脉的一种,数而兼紧、滑、短的脉象。

25. 促脉　一来一去都较快,随时有间歇,间歇次数多少又极不规律。注意它与代脉的鉴别。

26. 结脉　脉来迟缓,时或有一次歇止,遏止后又再搏动,注意它与代脉的鉴别。

27. 代脉　脉搏动到一定的次数要歇止一次,再行搏动。它的歇止时间比较长,前后歇止的距离均匀而有定数,非常规则。它与促脉、结脉的鉴别是:

代脉——歇止次数既有规则,时间又较长,病变较重。

促脉——来数而歇止,歇止次数多少不均,病变较轻。

结脉——来缓而歇止,歇止次数极不规则,病变较轻。

第四章

癌症的临床诊断

第一节　中西医结合诊断

一、西医诊断

肿瘤是常见病,其特征是人体某组织发生了不按机体需要而异常增生的新生物,它可发生于人体任何部位和组织。各种肿瘤的生长特性和组织来源也各不相同。西医将人体肿瘤进行分类和命名,使人们对肿瘤有系统的概念,便于掌握肿瘤的发展规律。以下介绍与针灸治癌有关的肿瘤知识。

诊断癌症是西医肿瘤学的精华。掌握肿瘤的常见症状和体征,是早期诊断癌症,以至根治恶性肿瘤的关键。

(一)常见症状和体征

1. 肿块　是肿瘤的主要表现。表浅者如乳腺癌、皮肤癌、软组织肿瘤、甲状腺肿瘤等容易发现;深部者常不易发现,但由于肿块所造成的症状则有助于诊断。

(1)阻塞症状:由于腔内癌瘤生长,使腔道变狭而产生一系列症状,如食管癌、贲门癌的吞咽困难,肺癌因支气管内癌瘤的阻塞而引起呼吸困难,肠道肿瘤阻塞肠腔而引起梗阻。

(2)压迫症状:由于肿块压迫邻近器官或组织所引起的症状多种多样,如甲状腺压迫气管可引起气急,压迫喉返神经时产生声音嘶哑;

纵隔肿瘤压迫上腔静脉时出现头面颈部肿胀、浅表静脉怒张、气急等上腔静脉压迫症;当肿块压迫神经时,可引起持续性剧烈疼痛或感觉行动障碍。

2. 溃疡 是癌瘤的一种表现形式,如舌癌、阴茎癌等在局部出现经久不愈的溃疡。也有少数是在良性溃疡的基础上恶变为癌,如小腿皮肤慢性溃疡可恶变为皮肤癌,经久不愈的胃溃疡可变为胃癌。

3. 出血 由于癌肿溃破而出血,如鼻咽癌的鼻涕中带血、子宫颈癌的阴道出血、肺癌的痰中带血等。

4. 全身症状 由于肿瘤毒素的吸收而慢性消耗,常可引起患者疲乏、食欲减退、消瘦、贫血、发热等症状。

(二)肿瘤的早期症状

为了早期发现肿瘤,当出现以下症状时应当引起重视,及早到医院检查。

(1)身体任何部位没有受过外伤而出现自发性的溃疡,经久(1个月以上)不愈者。

(2)身体任何部位,最近出现块状物且逐渐增大者。

(3)不规则阴道出血或白带增多者。

(4)乳房内肿块或乳头排出血性液体者。

(5)有吞咽梗阻感或胸骨后烧灼感者。

(6)有进行性食欲减退、上腹部不适者。

(7)干咳或痰中带血者。

(8)有鼻血者,尤其是单侧鼻血。

(9)便血或排便异常者。

(10)有无痛性血尿者。

(11)有进行性加重的头痛,特别是伴有呕吐及视觉障碍者。

(12)持续性声音嘶哑者。

(13)黑痣迅速增大或溃破出血者。

(14)有不明原因的进行性体重减轻者。

（三）肿瘤与其他常见疾病的鉴别

如遇到有上述症状时应引起警惕,并考虑与下列其他常见疾病鉴别(表4-1)。

表4-1　肿瘤与其他常见疾病共有的症状和体征

症状和体征	常见疾病
溃疡	肿瘤、炎症、损伤、结核、其他特殊炎症等
肿块	淋巴结肿瘤或转移性肿瘤、皮肤肿瘤、深部肿瘤、炎性肿块、淋巴结结核等
吞咽梗阻感或吞咽困难	食管癌、贲门痉挛、食管憩室、食管良性狭窄、食管周围病变引起食管变化、精神因素、食管异物等
食欲减退,上腹部不适	胃肠道及肝脏疾病(胃癌、肝癌、胃炎、溃疡病、肝炎、肝硬化)及功能性疾病等
咳嗽血痰	肺癌、支气管炎、肺结核、支气管扩张等
鼻血	鼻咽癌、鼻腔及副鼻窦癌、鼻炎、鼻腔血管曲张;全身性疾病如高血压、发热、出血性疾病等
便血及排便异常	肠道肿瘤(直肠癌、结肠癌等),肛门疾病(内痔、肛裂),肠道炎症、溃疡、痢疾、血吸虫性肉芽肿、直肠息肉等
声音嘶哑	喉肿瘤、声带麻痹(常为肿瘤压迫喉返神经引起)、喉炎、喉结核等
血尿	泌尿系统肿瘤、结核、结石、感染、创伤等
进行性加重头痛	急性者有脑炎、脑膜炎、偏头痛等,慢性者有颅内肿瘤、鼻咽癌、高血压、鼻及副鼻窦炎、青光眼、神经症、脑外伤后遗症等

（四）常见癌症的诊断

表4-2是临床癌症一般的诊断要点,如要进行疗效评定,请参照相关的详细诊断标准。

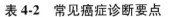

表 4-2　常见癌症诊断要点

诊断要点	体征	实验室检查	X 线检查	脱落细胞	其他
肺癌	咳嗽、血痰、气急、发热		肺部肿块	阳性	
肝癌	肝肿大,肝痛,食欲减退、黄疸、消化道出血	同工酶+甲胎蛋白阳性	右膈抬高		CT、MRI:占位性病变;超声:丛状波、迟钝微小波,少见较低小、中小波
胃癌	腹块,左锁骨上淋巴结肿大	大便隐血+胃酸减少	肿块溃疡直径大于2.5cm	阳性（贲门）	胃镜:阳性
食管癌	进食时胸骨后疼痛,吞咽异物感		肿块	阳性	食管镜活检阳性
子宫颈癌	白带增多,阴道出血		宫颈涂片:阳性	阴道检查:阳性	
乳腺癌	乳房肿块,质实硬,边界不规则			冰冻切片:癌细胞	钼靶:阳性
结肠、直肠、肛管癌	贫血,腹胀,便血		灌肠、X线片:肿块	直肠镜检查:癌细胞	肛门指检(+),内镜检查(+)
恶性淋巴瘤	淋巴结肿大,不规则发热			穿刺涂片:癌细胞	淋巴结穿刺(+)

续表

诊断要点	体征	实验室检查	X线检查	脱落细胞	其他
鼻咽癌	鼻出血、头痛、咽部肿块			鼻咽镜检(+)	镜检:肿块
甲状腺癌	甲状腺区肿块		气管移位或狭窄	穿刺涂片:癌细胞	同位素:冷结节;超声:实质性肿块;活检:阳性
白血病	发热、贫血、出血	白细胞分类中幼稚细胞达90%;血癌胚抗原			

二、中医诊断

（一）切脉诊断

1. 双则分部脉象主病(表4-3)

表4-3　双侧分部脉象主病

脉象	主病	分部主病		
		双寸	双关	双尺
浮脉	阳气亢奋	风热痰浊聚积在上焦	不思饮食,脾气虚弱,肝气旺盛	大小便不通等下焦病,尿赤,尿难
沉脉	阴经水气盛,水饮储蓄	背痛,胸膈间痰郁,水停诸证	中焦寒凝不通而起疼痛	白浊、遗尿等下焦元阳亏损
迟脉	脾阳虚,沉寒痼疾,积寒疼痛	心胸部寒邪凝滞	积冷伤脾,癥结,挛缩	肾虚,火衰

续表

脉象	主病	分部主病		
		双寸	双关	双尺
数脉	阳气亢盛,火热太盛	上焦心火上炎,肺中有燥热	肝火上炎,胃火内盛	下焦火热,尿赤,脾热口臭
滑脉	阳气有余,元气衰少	胸膈间痰饮内盛,心阳和肺气不能下降	肝热脾困,宿食不消	肾、膀胱、大小肠湿热下注
涩脉	营血虚少,精液损伤	胸部疼痛,头痛气急	脾胃虚弱,两胁胀满	下焦精血两伤
虚脉	正气亏损	血虚,心失所养	气虚不能运化,腹胀食滞	精血亏损,骨蒸劳热
实脉	阳热邪盛,郁积不散	风热盛于上焦,中风面赤	热邪盛于中焦	下焦实热壅盛
长脉	血热阳明,里热炽盛			
短脉	气血虚损	阳气虚于上而头痛		阳气虚于下而腹痛
洪脉	阳热亢盛,阴血虚少	肺中火热炽盛,咳嗽、胸痛,心火上炎,口疮痛肿	肝阳亢盛,脾胃津伤	肾精亏损,阴火不能潜藏
微脉	气血两虚,阳气虚少	肺气不足而喘促,心阳不敛而惊悸,胸中微冷	脾胃虚损,不能运化而胀满	元阳亏损,精血虚竭
紧脉	寒邪太盛,引起疼痛诸症	外感寒邪,内伤寒盛	脾胃寒湿凝滞,腹内作痛	下焦寒邪盛,疝痛,小腹急痛

续表

脉象	主病	分部主病		
		双寸	双关	双尺
缓脉	和缓脉为正常脉象;风湿风邪,营血不足,湿滞经络引起浮缓、沉缓、迟缓为病脉	外伤风邪,项背拘急→缓脉	风动头眩,胃气虚弱→迟缓	脾胃阳虚→迟缓
芤脉	失血后,血不足以荣养心脏	心悸怔忡	胃中大量呕血后	便血、崩漏
弦脉	肝胆有病,阳邪或阴邪	痰滞胸膈,以及头痛、伤食	寒热往来,寒邪盛于脾胃,腹中痛	睾丸痛,两脚拘挛,肝胃虚寒
革脉	精血内虚,又感寒邪			血崩遗精等营血虚损
牢脉	沉寒里实,邪气有余,肝气郁结,脾呆不适			
濡脉	营血亏损,阴气微,精虚极	阳气微弱,表虚不固	脾胃虚弱,中气不足	下焦虚寒,精血两伤,尿赤,尿血
弱脉	阴精虚损,阳气衰微	心肺阳气虚弱	脾胃虚弱	下焦阳气陷而不振,阴精亏乏至极
散脉	元气大虚	心阳不足,卫气不固	阳不化阴,脾阳不足	元气溃散
细脉	气血虚损,七情不和而致虚损劳伤	呕吐频繁,而致气虚至极	脾胃虚弱,腹胀形瘦	元阳大衰,泄痢遗精

续表

脉象	主病	分部主病		
		双寸	双关	双尺
伏脉	邪气郁积于里而致经络阻滞,气血壅塞	饮食停留,胸中气郁,欲吐不吐	中焦寒湿凝聚,致腹痛身困	寒凝气滞而致剧烈疝痛
动脉	阴阳两方互相搏击	阳不胜阴自汗,阴不胜阳发热	脾胃不和,腹泻	元精血崩
促脉	三焦火热内盛,而有郁结	痰涎壅盛,而至喘逆咳嗽		
结脉	气血凝滞	老痰结滞	积聚,痈肿疝痛	
代脉	脏气衰弱,元阳不足		中阳不足,脾胃虚弱,呕吐泄泻	下焦亏损,腹痛泄痢

2. 左右分部脉象主病(表4-4,表4-5)

表4-4 左脉主病

脉象		寸部	关部	尺部
促脉		心肌炎	血滞	遗精堪忧
浮脉		风疹鼻塞,虚迟气少,心烦神倦,风湿	胸满,怒气伤肝	溺红
沉脉	有力	里实:烦躁,梦遗,口渴,谵语	里实:多怒,呕气,筋急	里实:肾气盛,疝痛,睾丸大,腰痛
	无力	内虚:悸怖,精神恍惚,夜不寐	里虚:惊恐	里虚:足寒,腰冷重
迟脉		寒冷少精神,上焦寒	肢冷筋拘,肝胁痛,中焦寒痞	肾虚便溏,闭经
数脉		咽干舌疮	目赤泪汪汪,耳鸣口苦,皆肝热	阳虚,溺色黄
滑脉		心经痰热,气满吐逆	头目为患,目痛	尿赤

续表

脉象	寸部	关部	尺部
涩脉	心神虚耗不安,心痛荣卫不足	肝虚血散胁满,胁胀心痛,血少目昏	伤精及疝,月事虚败,孕主胎满
虚脉	心亏,惊悸	血不荣筋	腰膝痿痹
实脉	舌强气壅,口疮咽痛,脏热下利	肝火胁痛,下痢	便秘,腹疼
长脉	君火为病	本实之殃	奔豚
短脉	心神不安	肝气有伤	少腹痛
微脉	心忧,惊怯,忧伤,营血不足,心腹寒痛	四肢恶寒,拘急,胃寒气痞	伤精尿血,崩带
濡脉	健忘,惊悸,虚弱,多汗	血不荣筋,气虚少力	精血枯损
弱脉	赢困乏力	木枯,倦怠无力	涸流可阻
紧脉	头痛,脑痛,心中气逆冷痛	胁痛寒郁,肝胃疼痛	头痛鼻塞,隔壅
缓脉	心气虚,健忘,皮肤不仁	气虚,腹胁气结,眩晕	尿数、崩漏
弦脉	头痛盗汗,心痛,胸满气痛	寒热癥瘕	少腹、腰脚痛
芤脉	心血妄行为吐血、衄血	肝虚,吐血目暗,四肢乏力	尿血,痛经
革脉	心血虚	疝气,癥瘕	精虚空
牢脉	上腹部有块	肝血积	奔豚
伏脉	心气不足,忧郁,上焦有积	胁下寒积,中脘有积	肾伏精虚,疝瘕,寒痛
动脉	惊悸	惊及拘挛	亡精失血
洪脉	口疮,热闷,咽干,喉痛	胃中有积,津伤	肾精亏损
细脉	怔忡失眠	肝阴枯竭	尿利遗精
散脉	怔忡(心阳不足)	溢敛(阳不化阴)	肾阴溃散

表 4-5　右脉主病

脉象	寸部	关部	尺部
促脉	气逆痰壅	食滞	三焦郁火
浮脉	风痰体倦劳风寒	胃虚食不化	元气不足,耳鸣便秘,风邪客下焦
沉脉	里实:老痰咳不出气道	里实:宿食陈积	里实:疝痛、腰痛、痢疾
	里虚:气短,虚喘,吐清痰	里虚:胃虚恶食,恶心呕吐	里虚:腰重如带重物,腰痹不能转
迟脉	气短,清痰,肺寒	冷积伤脾,脾寒胃冷	少腹寒痛,腰脚痛,下焦寒
数脉	咯血、咳嗽、肺壅	吞酸,胃火伤	便秘,肠风热病,见红
滑脉	痰饮呕逆,气逆吐痰	宿食不化,胃逆不食	溺血、经郁、下痢、小便赤涩
涩脉	上焦冷痛,气短,臂痛,肺风	脾弱不食,胃冷而呕,腹中逆冷肠鸣	便秘,津液不足,小腹寒,足逆冷,腹泻
虚脉	自汗喘促	脾寒食滞	寒证
实脉	呕逆咽痛,喘嗽气壅	伏阳蒸内,中满气滞	脐痛便难,相火之逆,尿难
长脉	健康	健康	健康
短脉	肺虚头痛	隔间为殃	真心不隆
微脉	寒痞,冷痰不化,少气力困倦	胃寒气胀,食不化,脾虚腹痛,气痞	泄泻,脐下冷痛,阳衰命绝,小腹积气
濡脉	虚自汗,肺气滞下痢	肺虚、脾虚	火败命衰,虚热恶寒
弱脉	自汗短气,虚劳	水谷之疾,脾劳	阳陷,骨节寒痛
紧脉	肺实咳嗽,背部痛	腹痛吐逆,心脾痛	脐下痛,尿难疝气
缓脉	肺气虚短,风不足	脾胃气虚,火脾毒风	泄泻,下焦风湿
弦脉	头痛咳嗽,身背拘急	胃寒腹痛,四肢拘痛	足挛疝痛,腹痛

续表

脉象	寸部	关部	尺部
芤脉	咯血,呕血,衄血	肠痈下脓血,呕血不食	便血,血尿
革脉	金衰气壅	土虚而痛	病危,难产
牢脉	息贲	阴寒痼积	疝瘕痛甚
伏脉	寒痰冷积,胸中气滞,肺冷痰积	胃中停滞,中脘积块痛,脾积气痛	脐下冷痛,下焦虚寒,水谷不化
动脉	自汗	心脾疼痛	龙火奋迅
洪脉	气满火热,咳喘,胸痛,咯血	气滞难便	尿热
细脉	呕吐气逆	胃虚胀满	下焦虚冷
散脉	自汗(卫气不固)	足胫、足背肿胀	肾阳溃散

3. 经络脉和内脏脉

（1）如何通过切脉诊断内脏疾病：通过 CT、MRI、X 线片、病理切片、化验等手段,固然可以明确诊断这是什么病症及其严重程度,但它只是诊断了局部情况。实际上癌症是一种全身性疾病。人体得了癌症后,就会引起全身性的变化,特别是晚期癌症患者,往往不少部位伴有不同程度的病变。而运用切脉不但可诊断某些脏腑的病变,而且可以分析这些病变脏腑的内在联系,可以较全面地了解五脏六腑的状况,掌握癌症的发生和发展规律,从而指导我们选择有关穴位进行有效的治疗。现对历代医家关于内脏切脉分部、分类进行简要归纳（表4-6）。

表4-6　历代医家对内脏切脉分部分类的主张

分部	寸部		关部		尺部		备注
	左	右	左	右	左	右	
王叔和	心、小肠	肺、大肠	肝、胆	脾、胃	肾、膀胱	肾、三焦	大、小肠配寸,取表里之义

续表

分部	寸部		关部		尺部		备注
	左	右	左	右	左	右	
李时珍	心、膻中	肺、胸中	肝、胆	脾、胃	肾、膀胱、小肠	肾、大肠	大、小肠配尺,取上下分属
张景岳	心、膻中	肺、胸中	肝、胆	脾、胃	肾、膀胱、大肠	肾、小肠	大、小肠配尺,取五行火归穴
扁鹊	心、小肠	肺、大肠	肝、胆	脾、胃	肾、膀胱	心包、三焦	金生水,水在下部;木生火,火在上部

表 4-7　五脏脉浮沉迟数主病

脏腑	脉象	主病
心	浮脉	触事易惊,神不守舍,舌强,言语错谬
	沉脉	小便淋沥,咯血溺血,小便不通,睡而不寐
	迟脉	小便频数,心痛呕,怔忡善惊,伏梁肠痈
	数脉	口渴,舌上生疮,小便赤涩,眼目昏痛
肝	浮脉	中风瘫痪,筋脉拘挛,面肿牙痛,肠风下血
	沉脉	怒气伤肝,胁痛,眼目赤涩,肚腹痛
	迟脉	筋挛骨痛,眼昏多泪,遇事易惊,转筋麻木
	数脉	眼痛翳膜,泪多目昏,头眩晕,头疼头风
脾	浮脉	腹胀呕逆,饮食少进,气喘气急,泄泻无度
	沉脉	虚伤脾,肌寒客热,饮食不知饥,身黄瘦

续表

脏腑	脉象	主病
	迟脉	泄泻咳嗽,蛔虫,痰涎壅多,饮食不化
	数脉	口臭反胃,齿痛,多食不饮,四肢不举
肺	浮脉	便秘,面浮肿,多疮,吐血,吐脓,咳喘
	沉脉	咳嗽多呕,上气喘急,呕血失血,息贲肠
	迟脉	咳嗽胸满,大便溏,皮肤燥涩,梦涉大水
	数脉	咳嗽,咯血,喉腥目赤,大便秘结,面生斑痱
肾	浮脉	腿足生疮,虚阳淋沥,腰痛牙痛,小肠疝气
	沉脉	肠满不食,小便淋沥,阴疝作胀,奔豚肠满
	迟脉	小便滑数,泄精不禁,膝胫痛软,阴湿盗汗,脚气
	数脉	消渴不止,小便血淋,下脚疮,肠痈湿痒

一般来说,脉象大、数、滑、实、紧等属实,治疗要用泻法;脉象小、迟、涩、虚软等属虚,治疗要用补法。取穴采用背部俞穴、胸腹募穴为主,配合耳穴或四肢穴位进行调整。

(2)如何通过切脉诊断经络的异常:针灸离不开经络、穴位,通过切脉仅仅知道某些脏腑发生变化,不等于就掌握了反映在经络系统上的病变及规律。临床上常有这种情况,我们从切脉了解到患者脏腑的病变,针对患者的病证选取了一些穴位进行治疗,经过一段时间,患者肿块缩小了;可能过了几个月,患者肿块再度增大。而仍按原来穴位针刺时,结果不仅不见效,相反病情日益恶化,为什么原来有效的穴位会变成无效? 我们认为,经络与五脏六腑既有联系,又有区别。同一脏腑的病变,可以在不同的经络上反映出来;不同脏腑的病变,又可以在相同的经络上反映出来。况且癌症患者病情变化复杂,即使是同一条经络的病变,有的患者是"左虚右实",有的是左右一样,所以经络的"虚""实"变化与相应脏腑的"虚""实"变化并不一致。脏腑病变一般是或虚或实,而经络病变往往是"虚中有实"或"实中有虚",比较复杂。经络与穴位密切相连,因此如果把握不住经络虚虚实实的变化,针刺的穴位就找不准,治疗就会落后于癌症的变化与发展(表4-8)。

表4-8　经络的"虚""实"变化与脏腑病变的关系

经络	实	虚
肝	沉弦紧	沉弦散
胆	浮弦紧	浮弦散
心	浮而数	浮而细
小肠	洪大而紧	大而无力
脾	缓而大	缓而无力
胃	浮长而滑	浮长而涩
肺	浮而短、涩有力	浮而短、涩无力
大肠	浮短而滑	浮短微
肾	沉而细滑	沉而细软
膀胱	沉而洪滑	沉而涩
三焦	洪散而急	伏散
心包	细长有力	细长无力

切脉除了指导正确选取穴位外,还可以检验每次针刺的效果。当针刺某经络安全阀后的脉象与针刺前的脉象相比有较大变化,如弦紧脉针刺后变成缓脉或接近平脉,由异常逐步接近正常时,就表示:针刺已通过该经络的作用,引起神经、内分泌、体液、消化、呼吸等体内各系统的相应变化,即为针刺显效;反之则无效。这样可以对每次针刺的治疗效果心中有数。

临床上我们以切脉为主,配用舌诊、面诊、鼻诊、压痛点、知热感度测定、皮肤电阻测定、经络阳性反应物等手段,诊断内脏病变和经络的正常,使切脉的正确性更为提高。

人体患病后,体内可有多种系统发生变化,其中如血液成分、血流速度、血管邻近组织对血管的压力及调整血管壁的神经系统等的变化，均可引起脉象的变化。运用切脉诊断出内脏和经络的异常，运用针刺使之恢复正常，经常不断地调整病态的内脏和异常的经络，使它们保持正常状态，就可以激发体内抗癌机制来克服癌症。

（3）整体脉与奇经病变的关系（表4-9）

表4-9 整体脉与奇经病变的关系

奇脉	整体脉象
督脉	弦长而浮
任脉	紧细而长，三点如豆
阴跷	两寸沉紧而细（左右弹）
阳跷	两寸浮紧而细（左右抬）
阴维	右尺斜向大指沉
阳维	左尺斜向小指浮
冲脉	弦长而紧实（牢）
带脉	两点滑紧（左右弹）

（二）舌诊和耳穴诊断

1. 舌诊 根据舌质、舌苔的异常，了解内脏病变。患者如有瘀血，舌质上有明显的瘀块、瘀斑，可用活血化瘀的针刺方法和中草药治疗；取得效果时，舌质上瘀斑往往就变淡、缩小。如舌苔黄腻，说明患者有湿热，如果用针刺方法和相应中草药清热化湿，常会收到较好的效果。

2. 耳诊 耳是倒的人形，与人整体是辩证统一的关系。"耳者，宗脉之所聚也。"（《灵枢·口问》）。癌症患者在耳廓上相应的穴位，往往出现不同色素点、血管隆起、凹陷结节等反应点，对临床诊断有参考价值。近年来，我们运用耳廓压痛点配合诊断，对晚期肝癌有一定效果。从这些反应点能了解身体相应部位出现的病变，可为了解经络病变作参考。（图4-1）

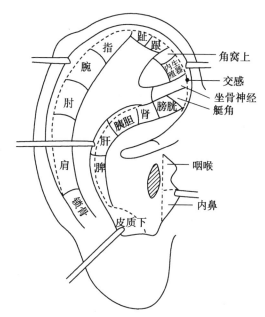

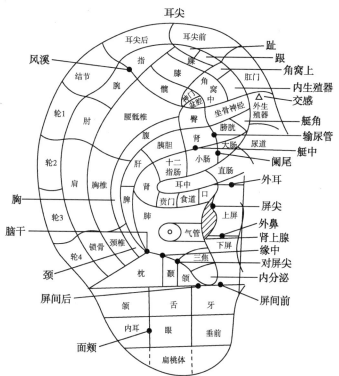

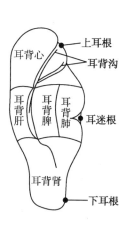

图 4-1　耳穴

（三）中医对肿瘤的认识

肿瘤在我国古代医书中被列在肿瘤或疮疡的范畴中。中医怎样解释肿瘤，大致见表4-10。

表4-10 中医病名与西医肿瘤名称的对照

中医病名	西医肿瘤名称
失荣	颈部恶性肿瘤、淋巴肉瘤、霍奇金病、网织细胞肉瘤、巨滤细胞性淋巴病、腮腺癌、鼻咽癌颈淋巴转移
噎食病（噎病、膈症、关格）	食管癌或贲门癌
反胃	幽门癌及幽门狭窄
积聚	腹内肿瘤
痞块	肝癌、肝硬化或肝脾肿大
伏梁	胰腺肿瘤或胰腺炎
肺积（息贲）	肺部肿瘤
肝积（肝胀、肝壅、癖黄）	肝脏肿瘤
肾岩（外肾岩、翻花下疳）	阴茎癌
舌菌	舌癌
肉瘤	脂肪瘤等良性肿瘤
石疔、石疽、翻花疮	破肤恶性肿瘤、癌性溃疡、黑色素瘤
骨疽	软骨瘤、纤维瘤、纤维肉瘤、骨肉瘤、骨关节结核、骨髓炎及骨梅毒病
筋瘤	纤维肉瘤
乳痈	乳癌
痰包	舌下囊肿
痰核	脂肪瘤及慢性淋巴结炎
指瘤	脂肪瘤或脂肪纤维瘤
血瘤	海绵状血管瘤

中医病名	西医肿瘤名称
胙瘤	小儿血管瘤
气瘤	软组织上的良性肿瘤,包括一部分转移性肿瘤
耳菌、耳蕈	外耳道瘤

注:在中医学中还有疣、痣、赘、息肉、恶肉等非真性肿瘤名的记载。

第二节 肿瘤患者脉象的特征和分类

一、整体肿瘤脉

常见肿瘤脉的特征:①像河流冲击暗礁时激起的回流,既有漩涡,又有浪花;②又像一粒滚珠跳动在脉管之中,手指按在脉上,颇有"异峰突起"的特殊感觉;③有时常表现为脉细而较深,似附在骨上,有持久、不会消失的流沙样的积聚感;④双弦脉持久不散;⑤肾脉小急、肝脉小急,心脉小急不鼓;⑥迟脉有间歇,有规律出现停顿;⑦弦紧脉经久不变。

肿瘤患者脉象图举例,见图4-2~图4-4。

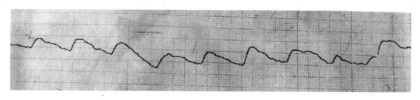

图4-2 胃小弯溃疡伴癌变脉象

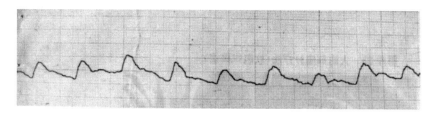

图4-3 食管癌脉象

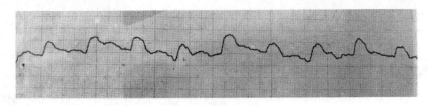

图 4-4 卵巢癌脉象

二、肿瘤脉分部

一般来说,左手出现肿瘤脉,肿瘤在左侧;右手出现肿瘤脉,肿瘤在右侧;两手都出现肿瘤脉,肿瘤在身体中央。寸口出现肿瘤脉,肿瘤在胸部,如食管癌、贲门癌、肺癌、胃癌、纵隔肿瘤等;出寸口,肿瘤在喉,如喉癌、颈段食管癌、扁桃体癌等。关部出现肿瘤脉,肿瘤在中焦,如肝癌、肠癌、腹腔恶性肿瘤等;按关脉时,脉向上推,肿瘤脉不移动,可能是胃癌。尺部出现肿瘤脉,肿瘤在下焦,如直肠癌、宫颈癌、卵巢癌等。

三、五脏肿瘤脉

①脉浮而毛,按之有异物跳动感,可能是肺部肿瘤;②脉沉而芤,此感觉移动不停,可能是心血管受肿瘤侵犯,或有血道转移,或者心脏或主要血管被肿瘤压迫等;③脉浮大而长,饥饿时减轻,饱时加重,可能有消化系统肿瘤;④脉强而细,可能有肝癌;⑤脉沉而急,饥饿时病加重,饱时减轻,可能有肾脏肿瘤。

一些内脏化脓,以及结核病干酪样病变,在脉息上同晚期恶性肿瘤的发炎化脓症状类似。但是化脓性疾病的脉息有其特点:在尚未化脓时,脉紧而快;化脓后脉变为快而不紧。良性肿瘤在脉息的感觉上比较清晰、光滑,类似孕妇的脉息;而晚期恶性肿瘤在脉息的感觉上就相对比较模糊一些,似与周围粘连着。

四、临床意义

(1)如出现这些脉象,而在西医检查没有查出肿瘤,就应重视有肿瘤的可能,不应轻易放过。

（2）这些脉象是临床观察疗效的参考。如果治疗过程中,肿瘤脉象逐渐减弱或消失,就说明治疗方法有效,坚持下去有希望治愈。在临床中往往这样治疗后经 X 线片、化验、超声等客观检查,指标稳定或好转。反之,如治疗过程中肿瘤脉越来越明显,说明治疗方法无效,随之而来的必定是病情加重和肿瘤增大。

（3）提示我们如能用现代科学方法将这些脉象在仪器上表现出来,将加速我国医学发展和中医现代化。

第五章
切脉针灸治癌

第一节　切脉辨证施针

中医学理论认为,肿瘤之形成主要是由于正气虚弱,以致邪毒乘虚而入,蕴聚于经络、脏腑,导致气滞血瘀,痰凝毒聚。经过针灸,调整经络与脏腑的病变,使气血通畅,扶正祛邪,从而化瘀除块,控制和缩小肿瘤。

我们在临床上大致采用如下治法:

1. 根据癌症部位所属经络,用本经腧穴主治　有个患者患右乳癌,右乳块和腋下伴见疼痛。乳房属胃经,乳头属肝经,腋部属手三阴经所通过。因此在一个阶段内重用手三阴经和肝经、胃经的穴位,取得了止痛、消炎的疗效。以后肿块消失,恢复健康。

2. 根据患者症状属于某经络病变,用某经腧穴和表里经穴互治　如一个晚期卵巢癌患者,极度消瘦,胸闷,纳差,常伴有气急、心跳、头晕等症状,属气虚引起,与多气或多气多血的肺经、胃经、大肠经的病变有关。我们在一个阶段内采用以上诸经腧穴,使肿块消失,恢复健康,取得了较好的疗效。

3. 取肘膝以下 66 个腧穴　如一个上段食管癌患者,右锁骨上转移,食管病灶长 6cm。采用针灸,结合放疗、中草药治疗。针灸主要取肘膝关节以下阴经的补穴,如少海、太渊、曲泉、复溜等,在配用部分胸背部穴位,治疗 10 个月后,食管摄片正常,转移灶消失。

4. 在切脉中运用经络理论指导针灸　在经络理论指导下,能较详细诊断出经络病变,指导取穴。在治疗过程中又可以动态掌握经络变化,指导及时调整经络,如能通过针刺使经络长期维持正常,就会使肿瘤缩小或消失。有个患者患直肠癌,经广泛切除后 11 个月,在右下腹切口出现 3cm 大小块物,盆腔后侧也有一片增厚,患者明显乏力,纳减,腹痛,大便不规则,白细胞计数减少到 $3.0×10^9/L$ 以下。根据切脉诊断,肝经、肺经、任脉、肾经均有较明显病变,根据相生相克关系,首先重用了肾经的腧穴太溪、照海、阴谷、气穴;以及肾经上的肺穴复溜;肺经上的肝穴少商,募穴中府;还有肺经通任脉的经穴列缺及任脉上的上脘、中脘、下脘;有时也配用背部的肺俞、肝俞、肾俞。1 个月后,患者胃纳增加,肿块缩小到 1cm 左右,腹痛减轻。再切脉发现经络病变主要表现在大肠经、膀胱经、肝经、胆经,从经络分析,病情已由里传表,我们重点取了膀胱经原穴京骨,背部俞穴肝俞、胆俞、大肠俞、膀胱俞,肝胆经的曲泉、太冲、阳陵、丘墟、侠溪、日月、期门。治疗 1 个月后,切脉证明经络基本恢复正常,腹后肿块消失,在门诊随访 7 年半,健康正常。

另外,有个左肺癌患者,放疗后右肺转移,两胸胁疼痛加剧,咳嗽,痰多,消瘦,纳减。X 线示:右下肺纹理增粗,并伴有小结节影。根据切脉诊断,整体阴虚,浮取肺经、大肠经虚,沉取肾经虚。取穴以中府、太渊(肺)、曲池、天枢(大肠经)、复溜、太溪(肾经)为主进行调整。调整身体阴虚用内关、筑宾为主。半年后小结节影较前缩小好转。再切脉诊断,心经、肝经、小肠经仍虚,取曲泽、天池(心)、曲泉、太冲(肝)、后溪、支正(小肠经)针刺。1 个月后 X 线片示右肺纹理增加,未见明显转移灶。现已恢复工作。

5. 用耳针配用中草药治疗　根据经络理论,针刺耳廓的压痛点、色素点。有个患者患鼻腔硬腭恶性肉芽肿,放疗后肺转移,两肺出现多个转移结节影。试以耳针治疗,一扎上针,就感到耳热、全身舒服,并能睡一觉。同时配合服用清热解毒、攻坚的中草药,每日 1 帖。经过 2 个月,X 线片示两肺转移结节消失,恢复工作。(图 5-1~图 5-4)

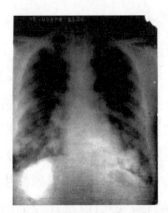

图 5-1　李某,鼻腔坏死性肉芽肿放疗后肺
转移,X 线片见两肺阴影

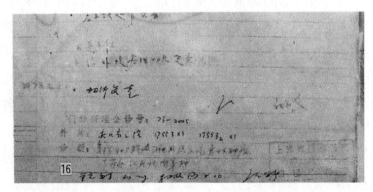

图 5-2　李某,病理切片会诊

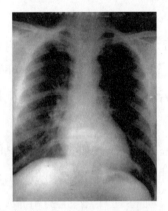

图 5-3　李某,治疗 2 个月后,
X 线片见两肺阴影消失

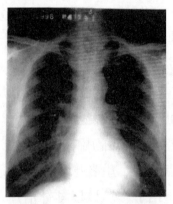

图 5-4　李某,治疗 1 年后,
X 线片见两肺正常

6. 经络补泻 根据经络虚、实进行补、泻的主要穴位见表5-1。

表5-1 各经络补、泻常用穴位

经络	补穴	泻穴
手太阴肺经	太渊	尺泽
手少阴心经	少冲	神门
手厥阴心包经	中冲	大陵
足太阴脾经	大都	商丘
足少阴肾经	复溜	涌泉、然谷
足厥阴肝经	曲泉	行间
手阳明大肠经	曲池	二间
手太阳小肠经	后溪	小海
手少阳三焦经	中渚	天井
足阳明胃经	解溪	厉兑
足太阳膀胱经	至阴	束骨
足少阳胆经	侠溪	阳辅

第二节 切脉与针刺手法

1. 脉急 属多寒,针要深,留针时间要长。

2. 脉促 属多热,针要浅,并快速去针。

3. 脉大 属多血少气,针稍深微泻,不宜出血。

4. 脉小 属血气皆少,少针。

5. 脉滑 属微热,浅针,并快速去针。

6. 脉涩 属少气微寒,针要浅,并久留针,不宜出血。

7. 脉虚 属少气少血,浅刺,出针快按,少灸。

8. 脉紧 属阴虚,先刺而后灸。

9. 脉实 属热,出针不按。

第三节 整体脉的取穴原则

脉象能综合反映全身情况,因此变化万千。临床上随着疾病变化,脉象变化很大,如何下针呢? 首先看它属哪种脉或倾向哪种脉象,在临床上总结出一些首选穴位。

1. 脉大 ①关元;②井穴放血;③天容。

2. 脉数 ①井穴配络穴;②郄穴。

3. 脉滑 ①肓俞、公孙;②商丘;③中脘、食仓、天枢;④尺泽;⑤章门;⑥地仓、瞳子髎;⑦膻中、天突。

4. 脉滑速 ①日月、期门;②金津、玉液。

5. 脉滑细 ①合谷;②足三里。

6. 脉弦滑 大包。

7. 脉微弱 ①中渚;②鸠尾、气海;③耳穴:升压点、肾上腺;④阳经合穴;⑤少冲、大敦;⑥太渊。

8. 脉小 人迎、冲阳、太渊、中府。

9. 脉虚 太渊。

10. 脉软 ①太渊、足三里;②手针:肾、命门。

11. 脉弦 ①行间;②大都、太白;③缺盆;④列缺;⑤阳陵。

12. 脉紧 ①章门;②曲池、少海;③少商、足三里、手三里、印堂;④腹腔癌、胃癌、肝癌,用回针疗法。

13. 脉紧实 长强、天柱、飞扬。

14. 脉沉细 ①督脉;②华佗夹脊。

15. 脉浮 ①风府、风池;②风门。

16. 脉促 人迎、天牖。

17. 脉沉 ①六脉皆沉补三焦;②关元、合穴、太溪。

18. 脉实 章门、带脉。

19. 脉滞 ①膻中、气海、关元;②人迎;③天枢温针;④曲池、足三里、侠溪、丘墟;⑤曲泉。

20. 脉迟 ①深刺天突、章门;②昆仑、肾俞;③曲池、阳池、腕骨;④解溪、侠溪、至阴。

第四节 局部脉的取穴原则

1. 各类脉象根据寸、关、尺的不同首先选用以下穴位(右脉取右侧穴位,左脉取左侧穴位)(表 5-2)。

表 5-2 分部脉象与取穴

脉象	寸脉	关脉	尺脉
浮	风池、风府	足三里(先泻后补)	横骨(泻)、关元(泻)
紧	眉衡、颞、颧	巨阙(泻)、下脘(泻)	灸天枢、照海
微	太渊	阳溪、解溪	气海
数	上脘	巨阙(泻)、上脘(泻)	横骨(泻)
缓	风门	章门(补)	横骨
滑	巨阙(泻)	足三里(泻)	中极
弦	期门(泻)	大都(补)	章门
弱	足三里、上脘、太渊	足三里(补)	关元(补)、太溪
涩	足三里(补)	太冲(补)	太冲(补)
芤	灸膻中	太白、大都	丹田(补)、关元(补)
伏	上脘、灸膻中	关元	关元(补)
沉	少冲	三阴交(补)	章门(补)
濡	太冲(补)、太渊	灸天枢	中极
迟	灸三里,太渊	足三里(补)	气海(补)、复溜
实	神门、缺盆	内庭、厉兑	交信、照海
细	灸中府	大都、解溪	太渊、太溪
洪	期门、章门	商阳、厉兑	涌泉
牢	缺盆	足三里(泻)	中极、太溪

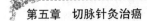

2. 首先切脉诊断出病变内脏的虚、实、寒、热,然后取穴(表5-3)。

表5-3 虚、实、寒、热的取穴

脏腑	病理	证候	治疗穴位
肺	虚	肺阴亏损,脉细数,舌红少苔、干咳、音哑	①少府、商丘、公孙、鱼际、中府 ②太渊、肺俞、鱼际
		肺气亏损,脉虚弱,舌淡苔白,气短,面色白	①太白、列缺、太渊、公孙 ②太渊、肺俞、膻中、鱼际
	实	外感风寒,脉浮紧,舌苔薄白,头痛,无汗,咳嗽	①阳谷、尺泽、风门、风府 ②太渊、列缺、肺俞、尺泽
		邪热蕴肺,脉数,苔黄气喘,痰黏胸痛	①光明、内关、外关、阳辅、经渠 ②肺俞、膻中、尺泽、丰隆、少商
		痰浊阻肺,脉滑数,舌红苔黄,气喘痰稠	①少府、鱼际、后溪、阳池、云门 ②孔最、肺俞、尺泽、丰隆、少商
大肠	寒	脉沉迟,苔白滑,腹痛泻	①阳谷、阳溪、曲池、天枢 ②天枢、上巨虚、曲池
	热	脉滑数,苔黄,肛门痛,便臭,下血	①神门、行间、偏历 ②温溜、合谷、金门 ③天枢、上巨虚
	虚	脉细弱,舌淡苔薄、脱肛	①曲池、足三里、阳溪、阳谷 ②曲池、百会、长强
	实	脉洪滑,舌红苔黄、龈肿、齿痛、口臭	①足通谷、二间、梁丘、厉兑、至阴、颊车 ②太白、天枢、大肠俞、上巨虚
脾	虚	脉濡弱,舌淡苔白,面黄消瘦,肢冷浮肿	①少府、大都、大陵、公孙、中脘 ②公孙、章门、脾俞、大都
	实	脉濡数,舌红,腹胀痛,尿赤,大小便不利	①经渠、商丘、束骨、侠溪、丘墟 ②太白、公孙、章门、脾俞、商丘
	寒	脉沉迟,舌淡苔白,腹痛泻,肢冷小便清长	①足三里、三阴交、天枢、中脘、大都 ②公孙、章门、脾俞、大都

续表

脏腑	病理	证候	治疗穴位
	热	脉濡数,苔黄腻,身重,口腻,唾液多,小便少黄	①大敦、隐白、飞扬、光明、缺盆 ②章门、脾俞、商丘
胃	虚	右关脉弱,舌淡红,纳呆,气馁少力	①足三里、章门、冲阳、阳谷 ②丰隆、胃俞、中脘、足三里、解溪
	实	右关脉洪大,舌红苔黄厚,腹胀疼痛拒按,口渴欲饮	①商阳、厉兑、梁丘、冲阳 ②中脘、胃俞、足三里、厉兑
	寒	右关脉沉迟,苔白腻,呕吐呃逆,喜热饮,肢冷	①涌泉(灸)、丘墟、阳谷、上脘 ②中脘、胃俞、足三里、厉兑
	热	脉洪大,舌苔黄厚燥,身热口渴,食入即吐,便结	①阳谷、足临泣、内庭、商阳 ②中脘、足三里、解溪
心	虚	心阳不足,脉微弱,舌淡白,苔薄,心悸气短	①少冲、大敦、心俞 ②神门、心俞、大敦、通里
		心阴亏损、脉细数,舌淡少苔,心悸多梦,盗汗健忘	①阳谷、少海、巨阙 ②神门、阴郄、十宣
	实	心火上炎,脉数,舌赤苔黄,口舌生疮,尿赤少,吐血	①神门、太白、少海、间使 ②太溪、肾俞、复溜、中极
		痰火蒙蔽,脉滑洪数,苔黄,神昏谵语,悸狂不寐	①神门、内关、脾俞、郄门 ②太溪、肾俞、膻中、复溜、气海
小肠	寒	脉迟,舌苔白,肠鸣,小便短少,腹痛喜按	①后溪、足临泣、足三里、小肠俞 ②关元、下巨虚、后溪
	热	脉数,舌尖红,小便赤热,口渴,尿血,口舌生疮	①前谷、足通谷、小海、地仓 ②支正、关元、下巨虚、小海、中极、委中
肾	阳虚	肾阳不足,脉弱,舌淡,阳痿早泄,耳鸣	①复溜、太溪、阳池、命门 ②太溪、肾俞、复溜、中极
		肾不纳气,脉浮弱,舌淡,喘逆自汗,头晕足冷	①复溜、经渠、太白、气海 ②太溪、肾俞、膻中、复溜、气海

续表

脏腑	病理	证候	治疗穴位
		阳虚水泛、脉沉迟，舌润滑，周身浮肿，腹冷便溏	①复溜、列缺、尺泽、关元 ②太溪、肾俞、复溜、水分
	阴虚	脉细数，舌红少苔，失眠健忘，遗精口干	①太白、太溪、小海、解溪、冲阳 ②太溪、三阴交、复溜、肾俞、太白、太溪、丰隆、支正、小海 ③大敦、涌泉、委中、足三里
膀胱	虚寒	脉弱，苔滑，小便频数，遗尿	①至阴、商阳、足三里、神门、列缺 ②中极、膀胱俞、委中、至阴、昆仑
	实热	脉实数，舌赤苔黄，尿闭脓血，茎中热痛	①足通谷、束骨、二间、足临泣、侠溪、飞扬 ②金门、中极、膀胱俞、委中、束骨、昆仑
三焦	虚	脉沉细，苔白滑，腹冷胀，遗尿	①中渚、足临泣、液门、气海 ②石门、三焦俞、委阳、中渚
	实	脉滑数，舌红苔黄，身热气逆，尿闭	①天井、足通谷、足三里 ②石门、三焦俞、委阳、天井
肝	实	肝气郁结，脉弦紧，舌红苔腻，胁痛，胸闷气逆，干呕	①缺盆、经渠、行间、少府 ②太冲、期门、肝俞、行间、支沟
		肝风内动，脉弦紧，舌红绛苔厚，抽搐口渴，半身不遂	①缺盆、丰隆、曲池、合谷 ②太冲、中都、肝俞、行间、人中、十宣、阳陵泉
		肝火盛，脉弦紧，舌红苔黄，头胀痛目眩，尿赤，失眠	①缺盆、厉兑、中封、偏历 ②太冲、肝俞、行间、中封、阳辅
	虚	脉弦细，舌红少津，头目昏眩，目干耳鸣，肢体麻木	①曲泉、阳谷、大钟、期门 ②太冲、肝俞、阳陵泉、曲池、期门
胆	实	脉弦数，舌红有刺，头痛，目赤耳鸣，呕吐苦水	①阳谷、阳辅、外丘、束骨、后溪 ②日月、阳辅、商丘、商阳
	虚	脉细，舌苔白滑，胆怯易悸善恐，失眠	①侠溪、足通谷、尺泽、足窍阴 ②光明、日月、胆俞、侠溪

第五节　脉象与五行的关系

内脏和脉象的部位关系,前已作介绍。但当部位脉不明显,而整体脉反映不正常时,就可与五行联系,再根据脏腑取穴(表5-4)。

表5-4　脉象与五行

五行	内脏	脉象
木	肝	弦、紧、伏
火	心	芤、实、洪
土	脾	微、缓、迟
金	肺	浮、涩、弱
水	肾	滑、沉、濡

第六节　常见癌症的配穴应用

在临床中笔者根据切脉诊断出内脏和经络病变,然后进行取穴治疗了不少晚期癌症。经过总结归类,以最常用的穴位为主,得出了以下的癌症配方。这些配方适用于初学针灸治癌而尚未掌握切脉辨证前使用。在掌握了切脉诊断内脏和经络病变后,要以整体调整经络和内脏病变为主,对这些配方中的穴位还是要考虑的。用这些穴位治疗后,大多数能起到缓解症状、减轻病痛和延长生命的作用,一般可延长3~6个月;个别患者肿块可消失,恢复健康。

一、食管癌

1. 主穴　天鼎、止呕、巨阙、上脘、中脘、内关、足三里、厥阴俞、膈俞、脾俞。

2. 配穴

(1)根据癌变所处部位决定的配穴

1)颈段:天窗、人迎、扶突、气舍、大杼、肩中俞、风门、脾俞、大椎、身柱、中府、压痛点。

2)中段:气户、俞府、膻中、乳根、承满、膏肓、肺俞、心俞、魄户、神藏、压痛点。

3)下段:乳根、期门、不容、承满、梁门、肺俞、心俞、肾俞、压痛点。

(2)耳针配穴:①耳部压痛点;②耳部瘀斑色素点;③耳诊测定敏感点。

3. 症状治疗

(1)胸骨后疼痛:①华盖、乳根;②胸前六穴(胸骨两侧的肋间隙);③内关。

(2)背部疼痛:①对应压痛点;②外关、后溪。

(3)进食梗阻

1)内关:针向上感应达胸前。

2)放血疗法:咽部两侧针刺放血(用于患者初来就诊进流汁亦困难时)对改善吞咽困难有效。放血部位在扁桃体前腭下方。放血方法用自制长柄三棱针。每侧针刺3~4次。针刺后嘱患者用力咳嗽,把黏液及痰血吐出。放血前后,用复方硼砂含漱液(朵贝氏液)漱口,以免感染。

二、胃癌

1. 主穴 上腹部肿块围针(见本章第七节"治癌的特殊针法"):巨阙、上脘、中脘、日月、天枢、气海、足三里、内关。

2. 配穴 膈俞、肝俞、脾俞、胃俞、人迎、太渊、阳溪、解溪。

3. 症状治疗

(1)虚寒胃痛:公孙。

(2)反胃腹痛:①中魁;②劳宫;③少泽。

(3)胃冷食不化:魂门、胃俞。

（4）胃中积食：璇玑、足三里。

（5）不能食：通里。

三、肝癌

1. 主穴 章门、期门、肝俞、太冲、痞根、内关、公孙、肿块围针。

2. 配穴 ①背缝；②外关、足三里；③支沟、阳陵泉；④膈俞、肝俞；⑤耳针：肝区。

3. 症状治疗

（1）呃逆：①内关、膈俞；②耳针：膈区。

（2）黄疸：中封（泻）。

（3）腹部胀气：下脘（泻）、气海（泻）

（4）尿闭：委阳、阴陵泉、中极（均泻）。

（5）小便短赤：曲泉、水分（均泻）。

（6）上消化道出血：①尺泽、内关；②膈俞、列缺；③曲泽、合谷。

（7）胁肋疼痛：阴陵泉、丘墟（均泻）。

（8）不思饮食：足三里、太白（均补）。

（9）肝性脑病：①少商、涌泉、人中、十宣、太溪、内关；②耳针：神门、内分泌、肾区。

（10）精神疲乏：灸百会、气海；针中脘、足三里。

（11）失眠、烦躁：内庭、行间（均泻）。

（12）胸痞闷：内关（泻）。

（13）腹水：气海、三阴交、水道、阴陵泉、水分。

四、肺癌

1. 主穴 肺俞、中府、太渊、风门、心俞、太宗、膏肓、尺泽、膻中、背压痛点。

2. 配穴 列缺、内关、足三里。

3. 耳穴 上肺、下肺、心、大肠、肾上腺、内分泌、皮质下、鼻、咽部、胸。

4. 症状治疗

(1)胸闷胸痛:内关(泻)。

(2)咯血:尺泽(泻)。

(3)痰中带血:丰隆、尺泽(均泻)。

(4)咳嗽风痰:①太渊、列缺;②丰隆、肺俞。

(5)咳嗽背痛:①身柱;②孔最(泻)、昆仑(泻)。

(6)食欲不振:足三里(补)。

(7)咳嗽气喘:①乳根、俞府;②丰隆;③璇玑、气海;④灸丹田;⑤喘息。

(8)盗汗阴虚:阴郄(泻)、复溜(补)。

(9)咳嗽不止:①肺俞、天突;②筋缩;③身柱。

(10)阳虚自汗:大椎(补)、合谷(补)。

(11)咳嗽不爽:①丰隆(泻);②膻中(补)。

(12)呃逆:膈俞(泻)。

(13)泄泻:天枢、上巨虚。

(14)感冒头痛:外关(泻)、太阳(泻)。

(15)肝阳头痛:风池(泻)、丝竹空。

(16)恶心呕吐:内关、足三里(均泻)。

五、腹腔恶性肿瘤

1. 主穴　章门、痞根、足三里。

2. 配穴　刺胸背部反应点,气海、天枢、水道、上脘、水分。

3. 手法　捻转 200~400 次/分,提插幅度 0.5~1.5cm,摇摆。每穴行针 10 分钟,不留针。

4. 深度　章门、痞根 10~15cm;气海、水道、上脘、水分 6~10cm。注意:深刺腹腔要熟悉解剖,注意安全。

5. 艾灸疗法　每日 2 次,取穴同针刺诸穴。灸法:艾条离穴 1~2cm,每穴灸 3 分钟。

6. 症状治疗

(1)腹胀多气:气海。

(2)腹部膨满:中脘、天枢、气海、足三里。

(3)水肿、脐症:阴陵泉、水分。

六、卵巢癌

1. 主穴　下腹块围针:关元、中极、水道、归来、肾俞、三焦俞、三阴交、足三里。

2. 配穴　志室、肓门、五枢、维道、冲门、大都、解溪、照海、太渊、中府、曲池。

七、结肠直肠癌

1. 主穴　上脘、中脘、下脘、日月、天枢、大横、气海、关元、脾俞、胃俞、大肠俞、承山、上巨虚、曲池。

2. 配穴　足三里、内关、三阴交、命门、百会、血海、心俞、肺俞、肾俞。

3. 症状治疗

(1)腹胀有水声:①水分、水道;②足三里;③三阴交。

(2)胸满腹痛:内关。

(3)腹痛膨胀:内关。

(4)连脐腹痛:①阴谷;②大陵、外关;③公孙、内关;④曲泉。

(5)肠鸣亢进:下脘、陷谷。

(6)腹痛便秘:①陷谷、支沟,足三里;②热气秘:长强、大都、阴陵泉;③照海、支沟。

(7)便血:①长强、承山;②灸命门。

(8)腹泻:①天枢、足三里;②长强。

(9)老年人腹泻:命门、肾俞。

八、乳腺癌

1. 主穴　肩井、膺窗、乳根、膻中、消块、上脘、大椎、心俞、脾俞、膈俞、肩贞、少泽、三阴交。

2. 配穴　肩外俞、秉风、附分、魄户、神堂、胆俞、意舍。

3. 症状治疗

(1)胸闷隐痛:①章门、期门;②大陵;③阴陵泉、承山;④太冲。

(2)乳癌出血:肾俞、巨髎。

(3)腋肿:委阳、天池。

(4)胸闷项强:神藏、璇玑。

(5)乳房肿胀:少泽、太阳。

(6)两乳刺痛:太渊、列缺。

九、子宫颈癌

1. 主穴　气海、中极、大巨、水道、归来、肾俞、八髎、三阴交。

2. 配穴　胃俞、肝俞、脾俞、缺盆、照海、交信、内关、通里、列缺、地机、中都、蠡沟。

3. 症状治疗

(1)阴道出血:①交信、三阴交;②冲门、气冲。

(2)赤白带:中极、带脉。

(3)流血过多:阴交、三阴交、阳池,灸隐白。

(4)腰疼痛、尿频:命门、肾俞。

十、鼻咽癌

1. 主穴　风池、下关、听宫、攒竹、上星、百会、合谷。

2. 配穴　列缺、外关、太冲。

3. 症状治疗

(1)鼻塞无闻:迎香。

(2)鼻渊:上星。

(3)鼻塞:迎香、禾髎。

(4)鼻出血:①天府、合谷;②合谷;③灸项后发际两筋间。

(5)鼻内无闻:通天。

十一、脑垂体肿瘤

1. 主穴　百会、曲池、足三里、上星、攒竹、阳谷、解溪、中脘、天枢、气海。

2. 配穴　风池、风府、头维、外瞳子髎、血海、大杼、膈俞、绝骨。

3. 症状治疗

(1)头疼难忍:①丝竹空;②上星、神庭。

(2)头痛面肿:合谷、迎香。

(3)头痛眩晕:百会。

(4)头痛眼痛:①攒竹、头维;②上星。

(5)头顶痛:涌泉。

十二、皮肤癌

1. 主穴　肺俞、太渊、脾俞、大都、解溪、阳陵泉、足三里、丰隆、委中、阴陵泉。

2. 配穴　大肠俞、胃俞、大椎、绝骨、尺泽、膈俞。

十三、癌症常见症状取穴配方

(一)腹泻

1. 主穴　大肠俞、中脘、足三里、天枢;胃俞、水分、天枢、神阙;足三里、天枢、止泻穴;长强、足三里。

2. 配穴

(1)过敏性结肠炎:足三里、合谷,每日 1 次,强刺激,留针 20 分钟,5 分钟捻转 1 次。

神阙、水分、三间;上巨虚、下巨虚。

（2）急性肠炎：足三里、天枢、大肠俞，强刺激。

（3）慢性肠炎：①足三里、中极；②关元、三阴交；③内关、上脘。以上 3 组交替使用，每日 1 次，中刺激。

（4）寒湿：气海、阴陵泉；天枢、中脘；太冲、神阙、三阴交。

（5）湿热：内庭、上巨虚；下脘、合谷、内庭；脾俞、阴陵泉、公孙。

（6）伤食：胃俞、建里；足三里、上脘。

（7）脾虚：脾俞、太白。

（8）肾虚：肾俞、关元；肾俞、隐白；神阙、中脘；百会、命门、关元。

（9）大便失禁：关元、大肠俞。

3. 配用耳针疗法　大肠、小肠、交感，中强刺激，慢性可用埋针法。

（二）便秘

1. 主穴　支沟、承山、太溪；章门、太白、照海；天枢、石门、下巨虚；大肠俞、小肠俞、足三里。

2. 配穴

（1）热秘：照海、支沟、曲池。

（2）气秘：气海、大敦。

（3）风秘：风府、风门、合谷。

（4）食秘：中脘、足三里、章门。

（5）冷秘：关元、三阴交。

（6）虚秘：膈俞、肝俞、脾俞。

（三）纳差

1. 主穴　上脘、中脘、下脘、梁门、内关、足三里。

2. 配穴

（1）心痛食不化：中脘。

（2）胸满不食：肺俞、水分。

（3）振寒不食：冲阳。

（4）胃热不食：下巨虚。

（5）胃虚：足三里。

(6)肾有虚痰:膈俞。

(7)胃热:悬钟。

(8)胆虚呕逆:气海。

(四) 发热

1. 主穴　大椎、曲池、合谷;少冲、曲池;曲池、大陵、足三里、复溜;少商、合谷、丰隆;少商、大陵、间使、大椎、涌泉;少商、曲池;十二井穴点刺放血。

2. 配穴

(1)表热:外关。

(2)里热:内庭。

(3)阴虚火旺:肾俞、太溪。

(4)气血亏虚:脾俞、足三里。

(5)肝经郁热:肝俞、太冲。

(6)瘀血内结:膈俞、血海。

(7)汗不出:商阳、合谷、阳谷、侠溪、厉兑。

(8)有汗:复溜。

(9)细菌性痢疾:足三里、三阴交、天枢、气海;内关。

(10)肺炎:少商、尺泽。

(11)小儿发热:3 岁以内用少商、合谷;3 岁以上用合谷、曲池;少商放血,合谷、曲池强刺激。2 岁以内不留针,2 岁以上留针 5～15 分钟,每日 1～2 次。

(五) 失眠

1. 主穴　神门、三阴交、安眠;神门、足三里、太渊、三阴交;太渊、公孙、隐白、肺俞、阳陵泉、三阴交;神门、心俞、足跟穴,睡前 1 小时针刺;百会,睡前艾灸 10～15 分钟。

2. 配穴

(1)心脾亏虚:心俞、脾俞。

(2)心肾不交:肾俞、太溪。

(3)肝火旺:肝俞、太冲。

（4）脾胃不和：中脘、足三里。

3. 配用耳针疗法 皮质下、交感、心、肾、脾、内分泌、神门，每次选2~3次，中刺激，留针10~20分钟，每日1次；也可皮内埋掀针5~7天，每次取1侧，睡前按压针处，以加强刺激。

第七节 治癌的特殊针法

一、围针疗法

可在脉细、濡、弦、滑、涩时使用。

1. 方法 在肿块周围边缘进针，一般不要直接针肿块，根据块的大小针4~20针，两针间距离2~3cm；进针5mm左右，不得超过1cm；留针45分钟到1小时。（图5-5，图5-6）

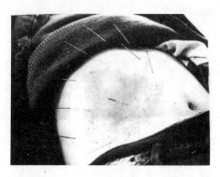 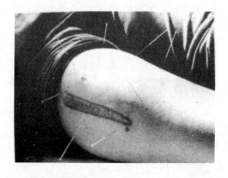

图5-5 腹部围针疗法（肝癌）　　图5-6 大腿部围针疗法（软组织肉瘤）

2. 适应证 肝癌、胃癌、肠癌、腹腔恶性肿瘤、转移性淋巴结、乳癌、骨癌、淋巴肉瘤、脂肪瘤。总之，凡能扪及的良性和恶性肿块以及炎性肿块，都能用围针疗法。

3. 作用 消除癌症周围炎症，促进肿瘤周围血液循环，激发免疫功能，达到限制肿瘤生长、配合全身针灸疗法促使肿瘤缩小的疗效。

4. 病案举例

[例4] 郭某，女，72岁。左侧背部有直径达20多厘米的脂肪瘤，

弯背走路已数十年,伴有咳喘。经围针疗法,每次 20~30 针,留针 1 小时,经 1 个月治疗,脂肪瘤变松变软,直径缩小到 13cm,能直立行走,咳喘亦缓解。

[例5] 蔡某,女,44 岁,甲状腺肿瘤。患者于 1967 年患甲状腺功能亢进症,经服中药后缓解,于 1977 年甲状腺出现肿块并日益增大,伴有心悸、乏力、气急。检查:右甲状腺肿块 7cm×5cm,质硬(图 5-7)。1972 年 6 月 1 日超声:肿块最大直径 5cm;波型:丛状波。1977 年 8 月 6 日同位素扫描:甲状腺右叶冷结节。

治疗方法:围针疗法,切脉针灸。治疗后 1979 年 10 月 25 日检查,甲状腺无明显肿块扪及(图 5-8)。1978 年 3 月 16 日超声:肿块最大直径 1cm,波型平,可能有稠液。1980 年 1 月 31 日超声:甲状腺无明显占位性病变。随访时健在。

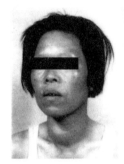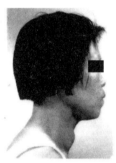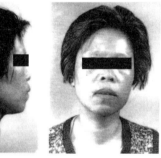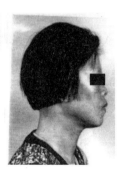

图 5-7 甲状腺肿瘤治疗前　　　图 5-8 甲状腺肿瘤治疗后

二、芒针疗法

可在脉滞、实、大、缓时使用。

1. 方法　一般的芒针是 5~8 寸的毫针。根据要针刺的穴位,深刺 5~7 寸,同时使用消块手法。以上连续运针 1 小时,或者运针 15 分钟后留针 45 分钟。

消块手法:针刺达一定深度(5~7 寸),使用提插、捻转、摇摆、复合手法,上下提插,距离 1~2 寸,捻转速度 100~200 次/分,摇摆幅度 30°

左右。

2. 适应证 腹腔恶性肿瘤,如胃癌、肠癌、肝癌、肠系淋巴肉瘤、腹膜后恶性肿瘤、肾癌,以及子宫颈癌、食管癌。

3. 作用 切脉针灸治癌中配用芒针疗法,可以达到促使肿块缩小甚至消失的效果。

4. 芒针穴位

(1)食管癌——天突:患者仰卧,头位放低,医生站在患者头部前方。针刺入天突后,沿着正中线、胸骨后缘缓慢捻转进针;如遇针有跳动感,说明已遇动脉,要停止进针。手法不能过度提插,不宜摇摆,以轻度、缓慢捻转为宜,留针 30 分钟。

(2)贲门癌、胃癌、肝癌、胆囊癌——章门:患者侧卧,下面的下肢伸直,上面的下肢弯曲。在第 11 肋间,章门穴垂直进针,注意针尖不能向上,以免刺穿膈肌和胸腔;然后缓慢捻转进针,以患者舒适为宜。如患者疼痛或有其他不适,应立即停止进针或者取出。进针后缓慢进针捻转 10 分钟,不宜提插、摇摆,留针 30~60 分钟。

(3)腹腔恶性肿瘤、肠癌、腹膜后恶性肿瘤、肾癌——章门、痞根:章门穴针刺方法见上。痞根穴针刺方法:患者俯卧,垂直进针 3~5 寸,以温和的酸胀向四周放射为宜。

(4)子宫颈癌——子宫、关元:垂直进针 3~5 寸,以温和的酸胀放射至下腹部为宜。

5. 作用 消除肿块。

6. 病案举例

[例 6] 胡某,女,27 岁,卵巢癌术后复发。于 1972 年因患卵巢癌行单纯卵巢切除手术,术后半年发现腹部有直径 8~9cm 大小肿块,经放疗、化疗,肿块继续增大,来我院门诊。盆腔治疗前 1976 年 6 月肛门检查:腹后切口处粘连明显,盆腔包块直径 5~6cm,与切口部位均粘连一起。1976 年 7 月超声:肿块最大直径 6cm,呈实质不均质性(图 5-9)。病理切片会诊:卵巢乳头状囊腺癌。

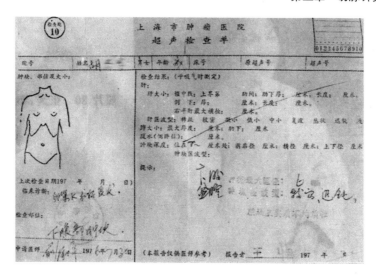

图 5-9　卵巢癌治疗前超声检查

治疗方法：切脉取穴。

放疗后：1977 年自感已无明显不适，腹部无肿块扪及。回杭州复查，妇科检查和超声均无肿块发现。1979 年 11 月来我院复查超声示腹部无肿块波型(图 5-10)。已恢复工作。

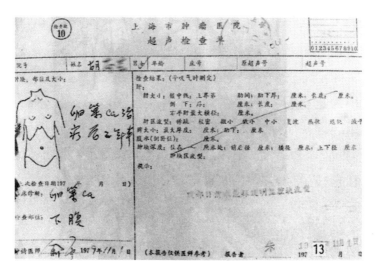

图 5-10　卵巢癌治疗后超声检查

7. 芒针使用注意点

(1)采用芒针,手法要熟练,进针时力要用在针尖上,否则易弯针和折针。

(2)要熟悉解剖,针尖达到哪个解剖部位要心中有数,要避开重要内脏,特别是心、肺等重要部位,以免发生危险。

(3)施芒针时,对患者要做好思想工作,消除恐惧心理。对第一次接受针灸的患者尽量少用。

(4)容易出血的患者禁用。

(5)弯曲的长针不宜使用,以免在体内折断,并要注意针的严格消毒。

三、挑针疗法

一般来说,挑针疗法属于泻法,有明显的疏通经络作用,因此经常用于脉数、大、滑、弦、紧时;如脉微、濡、软时,不宜用。

1. 方法　先用三棱针,快速挑破皮肤,再用圆利针从皮下挑出白色、富有弹性的纤维,然后挑断,一次挑1~3个部位为宜。

2. 部位

(1)压痛点:在癌症患者身上寻找明确压痛点,部位要选择精确。最好在粗略确定部位后用一根钝的圆头金属棒探压,直至压痛点精确到米粒大小为止。癌症患者挑针后有明显止痛效果,并有消炎和缩小肿块的作用。寻找压痛点方法见后。

(2)黑的色素点:一般在背部取,常用于食管癌、肠癌、肺癌。在背部上1/3和脊柱中央较集中处挑此点有扶正作用。

(3)红的色素点:也以背部为主,有时也选用胸部和四肢。挑红点有明显的消炎、退热作用。

3. 穴位　往往选用治疗某种癌症的重要穴位进行挑针,如食管癌在第8胸椎边上的华佗夹脊穴和膈俞;肝癌挑肝俞有消块作用。

4. 适应证　乳癌、食管癌、肝癌、胃癌、肠癌及各种癌症的剧烈疼痛或发热经久不退。

5. 作用　止痛、消炎、消除肿块。

6. 病案举例

[例7]戴某,女,32岁,1969年发现右乳房有2个肿块,日益增大。在外院活检,为小叶增生癌变。因患者妊娠2个月,不愿手术。1970年3月来针灸治疗,上海市肿瘤医院病理会诊为小叶增生伴癌变。经挑针治疗和针灸配穴治疗了一个半月,右乳肿块消失,并正常生育了一胎。

四、压痛点疗法

可在脉弦、紧、数时使用。

1. 方法　寻找精确压痛点针刺,针1寸左右(胸部例外),留针30分钟。

(1)根据患者主诉:患者用一个手指指出压痛部位。

(2)经络寻找:特别是与肿瘤有关的经络上的穴位,重点是募穴、俞穴、郄穴及五输穴。

(3)与癌症有关的重点反应区:如督脉、任脉、华佗夹脊、大关节周围。

(4)经络阳性反应物:往往在华佗夹脊、大关节周围及背部膀胱经上,在按到压痛点的同时,可摸到异常经络阳性反应物,有的如枣核、麦粒等。这些反应物有明显触痛,可直接针刺。

2. 适应证　各种癌症的止痛消块消炎。

3. 作用　止痛,调整内脏功能。

4. 病案举例

[例8]张某,女,23岁,卵巢癌。1967年9月因卵巢癌破裂在外院行单纯卵巢肿瘤切除术,1967年11月在上海市肿瘤医院行全子宫及附件切除术。手术中和手术后曾断续应用塞替派化疗一年半,因头发脱落,右乳房出现肿块,人消瘦,纳减,于1969年5月来针灸门诊

治疗。

治疗方法:压痛点疗法加全身取穴。

治疗后:经 3 年半治疗,头发正常生长,恢复原状,体重增加,胃纳好转,已恢复正常工作。曾随访 11 年,情况良好(图5-11)。

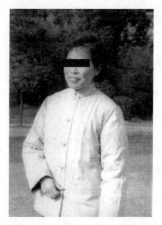

图 5-11　卵巢癌治疗后

五、激光针刺

1. 原理　利用上海市激光所医用氮激光小组制造的输出波长 337.1nm 的分子激光器,由上海市海员医院杨福寿医生在动物实验中证明,它是一种较理想的非特异性刺激原。这种激光对小鼠免疫器官的照射,及人体有关的穴位的刺激,确可提高机体本身抗癌防御机制。目前所知,人体对于肿瘤的抑制,主要是 T 淋巴细胞系统,实验观察到,氮激光能激发 T 淋巴细胞的增殖。病理切片显示 T 淋巴细胞包围肿瘤;脾区多核巨细胞的成倍增殖等,确是细胞免疫的明证。免疫指标淋巴细胞转化试验高频辐射摄影,以及半导体点温计穴位测试,在治疗前后都有一定改变。

2. 使用方法　不同癌症患者在切脉取穴后,用氮激光器照射,每次取 4~6 个穴位,每次照射 5 分钟。一般照 10~30 次为 1 个疗程,每周 2~3 次。

3. 作用　适用于各种癌症的辅助治疗。

4. 病案举例

[**例 9**]卢某,男,54 岁,原发性肝癌。1977 年 6 月因肝区胀痛,低热,便频,纳差(每餐 100g)来院门诊。触诊:肝剑突下 8cm、质硬、表面凹凸不平,脾左肋下 4cm。超声:肝区两叶占位性病变;脾大。甲胎蛋白阳性,同工酶阳性。同位素检查:肝脏肿大,肝区占位性病变。

治疗方法:激光针刺,围针疗法,切脉针灸。1977 年 7 月复查,肝区胀痛消失,肝肋下 5cm、质硬。超声:肝区波型以硬化可能性大。1977 年 11 月肝脾超声切面显像:右肝区见散在软密光点,左叶肝见不规则软密光点(肝硬化光点)。甲胎蛋白阴性;同工酶阳性。1977 年 11 月同位素检查:肝硬化,脾肿大,肝区未见明显占位性病变。(图 5-12)

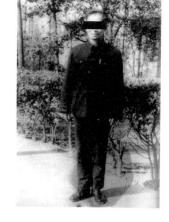

图 5-12 肝癌治疗 5 个月后

六、耳针、面针、鼻针

1. 取穴原则

(1)切脉后根据脏腑虚实取穴。

(2)在耳、面、鼻部寻找色素点、阳性反应物、凹陷、隆起取穴。

(3)在耳、面、鼻部寻找压痛点取穴。

(4)根据癌症患者出现的症状对症取穴。

2. 病案举例

[例 10] 李某,男,38 岁,鼻腔坏死性肉芽肿,放疗后肺转移。1973 年 10 月因胸痛、咳嗽、声音嘶哑,经 X 线片诊断为两肺广泛转移(图 5-1),于 1974 年 2 月来针灸治疗。病理会诊:坏死性肉芽肿(图 5-2)。

治疗方法:耳针法配用全身取穴。耳针取穴:上肺、下肺、心、大肠、肾上腺、内分泌、皮质下、鼻咽部、胸。

治疗后,1974 年 4 月肺部 X 线片示两肺阴影消失(图 5-4)。恢复正常工作,已随访 9 年。

七、手针疗法

根据切脉诊断出病变的内脏和部位后,配用手针疗法也能取得一定的疗效(图 5-13)。

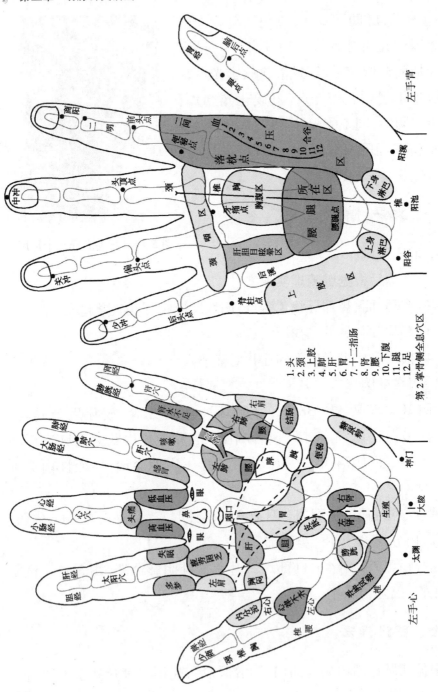

1. 头
2. 颈
3. 上肢
4. 肺
5. 肝
6. 胃
7. 十二指肠
8. 肾
9. 腰
10. 下腹
11. 腿
12. 足

第 2 掌骨侧全息穴区

图5-13 手针

第六章
针灸治癌与中草药的配合应用

第一节　中草药的协同作用

一、针与药的相辅相成关系

应该说,针灸在治疗中能起的作用,大部分中药也具备,而中药在治疗中所起的作用,针灸大部分也具备。因此,两者的作用相加,在治疗中疗效就更明显。它们的不同之处主要是针灸对内脏和经络所起的作用比较直接,而中药要通过胃肠吸收、血液运输等过程再发挥作用。因此,如果一个患者的胃肠吸收和血液循环系统等有病的话,中药治疗时先要治疗胃肠病,然后才能治疗主病。元代名医李东垣的《脾胃论》在中药治疗中占很重要的地位,他的理论就是治疗开始要治疗脾胃,治好脾胃,再治其他病就有了基础。

笔者在临床上以针灸为主治疗癌症,同时配用中草药,起到增加针灸疗效的作用。

二、整体调整的处方

针灸治癌着重于整体治疗,患者一开始治疗,首先要调整整体。有很多疾病通过整体调整就能治愈了。有些癌症患者整体调整后,身体一般情况改善但肿块没有缩小,或者虽然缩小了还没有消失,这时治疗要着重于局部。各种疾病和癌症的整体调整不外乎针对气、血、痰、食、热、郁等的调整。现将临床常用处方介绍如下：

1. 脉虚、弱、细、软、缓,特别是气虚时,重点考虑四君子汤

组成:人(党)参、甘草、茯苓、白术。

功用:甘温益气,健脾养胃。

主治:脾胃气虚,运化力弱,食少便溏,面色萎白,语言轻微,四肢乏力。

方剂加减:

症状		四君子汤加减
头痛	头痛吐水	加当归、黄芪、木香、炮姜
	头痛	加川芎、蔓荆子
	脑痛	加藁本、细辛
	额痛	加升麻、白芷、葛根、甘草
发热	潮热无汗	加当归、白芍、半夏、紫苏、葛根
	虚火上炎	加知母、柏子仁、玄参
	内热	加黄芩、黄连、天花粉
	身热	加生地
出汗	心窝汗	加生地、陈皮、当归、酸枣仁、麦冬、白芍、乌梅、辰砂、大枣
	汗多	加黄芪、白术、当归
	梦遗	加龙骨、牡蛎、莲须
咳嗽	咳嗽	加五味子、桑白皮
	有痰	加贝母
	阴虚劳咳	加党参
倦乏	劳倦	加麦冬、五味子、陈皮、党参,减茯苓
	气喘无痰	加党参、陈皮、砂仁、苏子、桑白皮、当归、生姜、大枣、沉香、木香
	头身痛	加五味子、当归、紫苏、白芍、乌梅、山栀、麦冬、陈皮
	下身乏力	加杜仲、牛膝、木瓜、防己

症状		四君子汤加减
	惊悸怔忡	加远志、柏子仁、茯神、石菖蒲、麦冬、五味子、酸枣仁、山药、山萸
	壮阳助脾	加远志、薏苡仁、当归、莲肉、山楂、山药、桔梗、黄芪、神曲
	健忘	加黄芪、远志、木香、菖蒲、当归、龙眼肉、酸枣仁
饮食	痞满	加槟榔、枳实、黄连
	体重	加陈皮、半夏、白芍、黄芪、黄连
	嗜卧	加泽泻、柴胡、羌活、独活
	胃虚呕吐	加丁香、藿香
	伤食	加神曲、麦芽、山楂(炒)
	泄泻	加白芍、泽泻、茯苓

方剂转化：

四君子汤 $\xrightarrow{\text{加陈皮}}$ 异功散 $\xrightarrow{\text{加半夏}}$ 六君子汤 $\xrightarrow{\text{加木香、砂仁}}$ 香砂六君子汤

异功散：主治呕吐、泻下、脾胃虚、不思饮食。

六君子汤：除异功散作用外，加强止吐化痰作用。

香砂六君子汤：行气，温中，治胃寒。

2. 脉细、芤、濡，血虚时，重点考虑四物汤

组成：当归、白芍、川芎、熟地。

功用：补血调血。

主治：一切营血虚滞，妇人经水不调，脐腹作痛。

很多妇女的慢性疾病或癌症，往往同时伴有月经不调或者月经期病情加重，说明她的病与内分泌有关。因此，整体治疗时先调整内分泌，使之正常后，往往轻的疾病就治愈了，重的疾病症状也能缓解；男性的血虚疾病也常用此方治疗。

方剂加减：

症状		四物汤加减
发热	下午发热	加知母、柏子仁
	骨蒸劳热	加柴胡、黄芪、鳖甲、知母、地骨皮
月经不调	经水来如疟	加小柴胡汤
	月水时时下	加阿胶、艾叶
	月水过期	加倍熟地,茯苓
	经前痛	加香附、莪术、三棱
	月经紫黑早	加黄芩、黄连、丹皮
	经瘀腹痛	加桃仁、乌药、香附
	经闭	加桃仁、柏子仁丸
月经不调	肥人色淡	加二陈汤
	月经过多	加柴胡、黄芩、黄连、黄柏、炒荆芥、升麻、羌活、独活
妊娠产后	产后热	加姜炭
	产后恶露	加泽兰、川芎、党参、当归、荆芥、甘草
	安胎	加党参、白术
	胎气不妥	加枳壳、砂仁、紫苏
	胎痛	加砂仁、紫苏
	临产	加川芎、当归、佛手散
	难产	加百草霜、白芷

方剂转化：

四物汤 $\xrightarrow{\text{加四君子汤}}$ 八珍汤 $\xrightarrow{\text{加黄芪、肉桂}}$ 十全大补汤 $\xrightarrow{\text{加五味子、远志}}$ 八珍养荣汤

八珍汤：补气补血。

十全大补汤：主治虚劳咳嗽,遗精失血。

八珍养荣汤：主治心虚惊悸,积劳虚损。

3. 脉滑、滑数，以痰证为主时，重点考虑二陈汤

组成：半夏、陈皮、茯苓、甘草。

功用：燥湿化痰，理气和中。

主治：痰多咳嗽，呕吐恶心，头眩心悸。

方剂加减：

症状		二陈汤加减
咳嗽	寒痰	加枳壳、砂仁
	热痰	加黄芪、黄连、枳壳、桔梗
外感	风寒	加枳壳、桔梗、苏梗叶、葛根、杏仁、桑白皮、白术
	风痰	加天麻、白附子、皂角刺、南星
	湿痰	加白术、苍术
	胸中老痰	加香附、桔梗、连翘、枳壳、玄明粉
	火旺生痰	加黄芩、黄连
呕吐	妊娠恶阻	减甘草、陈皮，加紫苏、厚朴、枣、姜
	呕血	加枳实、竹茹（姜汁炒）、黄连
	呕吐伴胀	加枳实、厚朴、黄芩、黄连、白芍
嗳气胸热		加石膏、香附、南星、藿香
闷胀吞酸		加炒吴茱萸、炒黄连
血虚口渴		减半夏，加贝母、四物汤
便秘		加芒硝、大黄
膈上不宽		加枳实、苏梗
痰在经络		加姜汁、竹沥
痰在肋间		加白芥子
中脘寒痰		加白术、香附、砂仁
脾胃痰		加枳实
水停心下		加枳实、茯苓、猪苓
过饱		加麦芽、神曲、山楂、厚朴、枳实、黄芩（炒）

方剂转化：

二陈汤 $\xrightarrow{\text{加人参、白术}}$ 六君子汤：健脾和胃

二陈汤 $\xrightarrow{\text{加枳实、南星}}$ 温胆汤：宁神豁痰

二陈汤 $\xrightarrow{\text{加竹茹、枳实}}$ 导痰汤：利膈化痰

4. 脉缓、迟、苔腻，有胃湿时，重点考虑平胃散

组成：陈皮、姜制厚朴、苍术、甘草。

功用：燥湿健脾。

主治：脾胃不和，脘腹胀满，噫气吞酸，体重节痛。

方剂加减：

症状		平胃散加减
冷	生冷瓜果	加干姜、青皮
	冷积难化	加干姜、肉桂、莪术、三棱
	冷痛	加生姜、桂枝
	胃寒呕吐	减陈皮，加附子、茴香
	虚寒四肢冷	减陈皮，加附子、茴香
食伤	食伤	加香附、砂仁、枳实、木香
	食积	加麦芽、神曲(炒)
	肉积	加山楂、草果
	酒伤	加黄连、葛花、乌梅
	食停倒饱	加异功散、木香、砂仁
	水土不服	加香附、砂仁、藿香、半夏
吐泻	呕吐	加丁香、乌梅、藿香、半夏
	吐泻	加茯苓、白术、炒苡仁、山药、乌梅、五苓散
	霍乱吐泻	减苍术，加白芍、半夏、茯苓、大腹皮、藿香、大枣、紫苏、白芷、生姜
杂病	便秘	加槟榔、枳实、大黄

续表

症状		平胃散加减
	口酸	加香附、砂仁、炒黄连、吴茱萸、山栀、枳实
	嘈杂	加川芎、白芍
	转筋	加木瓜
	腹痛	加白芍、木香、槟榔、山楂
	痞满	加青皮、枳实
干霍乱		加木香、砂仁、香附、枳壳、桂枝、藿香、生姜、紫苏

方剂转化:

平胃散 $\xrightarrow{\text{加人参、茯苓}}$ 参苓平胃散:补气健脾

平胃散 $\xrightarrow{\text{加黄连、木香}}$ 香连平胃散:清热利气,健脾

平胃散 $\xrightarrow{\text{加藿香、半夏}}$ 不换金正气散:化痰健脾

5. 脉弦数、弦滑,有发热时,重点考虑小柴胡汤

组成:柴胡、黄芩、人参、半夏、炙甘草、生姜、大枣。

功用:退热,祛风湿。

主治:寒热往来,胁肋满,妇人伤寒,热入血室。慢性疾病及癌症发热常用。

方剂加减:

症状		小柴胡汤加减
渴	目鼻干不眠	加葛根、知母、白芍、炒黄芩
	口干唇焦	加竹茹、石膏、黄连、葛根
	烦渴泻利	加四苓散
	便秘口渴	加黄连、厚朴、枳壳、瓜蒌
	津虚发热	减党参,加麦冬、五味子
发热	发热夜剧	加丹皮、生地、黄柏、黄连、山栀、知母、当归
	发热昼剧	加知母、黄连、山栀、地骨皮

症状		小柴胡汤加减
	日夜潮热	加四物汤、山栀、黄连
	潮热不渴	减人参,加桂枝
	热烦妄言	加黄连解毒汤
	身热口不干	加桂枝汤
	胁热腹痛	加黄连、白芍(炒)
	温病不恶寒	减柴胡、人参,加黄芩、桂枝、葛根、白芍、升麻、大枣
咳嗽	痰多	加贝母、瓜蒌
	咳嗽发热	减半夏,加五味子、瓜蒌
	心悸有痰	加温胆汤
杂症	咽痛	加草乌、桔梗
	腹痛	加白芍、黄芩
	呕吐	加姜汁、竹沥、陈皮
	胁下硬痛	加青皮、牡蛎
	胃虚便溏	加白芍、猪苓
	汗后便秘	减半夏,加生地、黄芩、白术、陈皮、当归、白芍、麦冬
	遗精	加牡蛎、知母、柏子仁

方剂转化:

小柴胡汤 $\xrightarrow{\text{加平胃散}}$ 柴平汤:退热健脾化湿

6. 脉涩、细,癌症和情绪变化关系密切的疾病,重点考虑六郁汤

组成:香附、苍术、神曲、山栀、枳壳、陈皮、川芎、黄芩、甘草、苏梗。

功用:行气解郁。

主治:气、血、火、湿、食诸郁证。

方剂加减:

证候			六郁汤加减
病机	脉象	症状	
气血湿热	沉涩	胸胁痛	加木香、槟榔
	沉	四肢乏力,便红	加桃仁、红花
	沉细缓	周身走痛	加白术、羌活、茯苓
	沉数	尿赤,胸闷	加柴胡、茯苓、青黛
食痰	人迎平	嗳酸饱满	加山楂、砂仁
	气口盛	上腹胀满	加莱菔子、代赭石、黄连
	沉滑	动则喘满	加半夏、南星、瓜蒌

癌症患者的病因与“七情”关系很大,故此方在治疗癌症时常用。

7. 脉缓、迟,特别是关脉缓迟、胃气不足时,重点考虑小建中汤

组成:芍药、桂枝、炙甘草、生姜、大枣、饴糖。

功用:温中补虚,和里缓急。

主治:①虚劳里急,腹痛喜按;②虚劳发热,腹痛食减;③心中悸动,虚烦不宁。

方剂加减:

症状		小建中汤加减
消渴病	不能食而渴	加葛根
	燥热胃气上冲	加黄柏、知母
	胸中热	加炒黄芩
	胸中结滞	加炒黄芩
喘症	气弱短	加人参
	恶寒泄泻	加白虎汤
	渴不止	加寒水石、石膏
	血燥	加赤葵花
	上饮下溲	加白葵花

续表

症状		小建中汤加减
	尿行病增	加炒黄柏、赤葵花
感冒	流涕恶风	加羌活、防风、甘草
	项背痛	黄芪加倍
热病	脾胃热	加炒黄连、甘草
	大便软烂	加桔梗
	火郁发之	加黄柏、黄连、柴胡、苍术、黄芪、升麻、甘草
胸痞	心下痞闷	减饴糖、炙甘草、红枣,加黄连、黄芩
	不能食	加炙甘草、黄芩、黄连、干姜、半夏、大枣
	喘满	加炙厚朴
	胃虚而痞	加甘草
	喘而尿不利	加葶苈子
	气满腹满	减甘草,加厚朴
	腹满气不转	减甘草,倍黄连,加黄柏
	汗多	加黄芪
	四肢烦热	加羌活、柴胡、升麻、葛根、甘草

8. 脉虚数或濡数,中气不足时,重点考虑补中益气汤

组成:黄芪、炙甘草、人参、当归、陈皮、升麻、柴胡、白术。

功用:调补脾胃,升阳益气。

主治:①气虚发热,渴喜热饮,脉虽洪按之虚数软;②气虚下陷、脱肛、子宫下垂等一切清阳下陷诸证。

方剂加减:

症状		补中益气汤加减
脾胃内伤腹痛	腹中痛	加白芍、甘草
	恶寒冷痛	加桂心

续表

症状		补中益气汤加减
	恶热腹痛	加白芍、甘草、黄芩
	天寒腹痛	加益智仁、半夏、生姜
	脐下痛	加熟地、肉桂
	寒下腹痛	加抵当汤
	胸中气壅	加青皮
	胁下痛	加柴胡
	能食心下痞	加黄连
伤脾有风邪上袭	头痛	加蔓荆子、川芎
	顶痛脑痛	加藁本
	苦痛	加细辛
	头上有热	加羌活、黄芩、黄连(酒)、防风、柴胡、川芎、炙甘草
杂病	身痛	加去桂五苓散
	风湿身痛	加羌活、防风、升麻、苍术
	大便秘涩	加当归梢,玄明粉调服
	夏天咳嗽	加五味子、麦冬

第二节　癌症常用配方和单味中草药

在中医学中,应用针灸和中草药的基本理论是一致的。特别是针灸调理经络及内脏与中药的归经及归脏,在临床运用时可融会贯通。我们在临床上反复应用药物归经归脏后,选用对较多患者有效的处方。单用这些处方,在治疗初期确实起到缓解症状和延长生命的疗效。但癌症病情是千变万化的,治疗到一定阶段后,单用这些处方是不够的,需要根据患者切脉辨证配方,或重点选用相应的抗癌中草药。

一、食管癌

(一) 辨证配方

1. 气滞痰湿型 脉滞,舌淡红肿,苔白厚腻,黏液多,胸脘痞寒胀痛。

急性子 30g,半枝莲 30g,红枣 10g,陈皮 12g,半夏 12g,茯苓 9g,甘草 9g,苍术 9g,桂枝 12g。

2. 湿热型 脉滑数,舌红黯,苔黄厚,胸部梗痛,大便干结,口干咽喉痛,喜冷饮。

香附 9g,乳香 6g,没药 6g,木香 12g,郁金 9g,醋三棱 9g,莪术 9g,陈皮 9g,远志 9g,姜竹茹 9g,川楝子 12g,延胡索 12g,大黄 3g,白花蛇舌草 30g,石见穿 30g。

3. 血瘀型 脉涩和细弦,舌红紫、有瘀斑,胸背疼痛为主,黏液中带血。

黄芩 9g,甘草 6g,射干 12g,三棱 15g,莪术 15g,莱菔子 9g,荆芥 6g,黄药子 15g,藕节 30g,当归 9g,煅牡蛎 30g,瓜蒌仁 12g。

4. 阳虚痰湿型 脉细软,舌淡、苔腻(贲门癌患者多见),呕吐黏液多,厌油腻。

代赭石 18g,旋覆花 12g,半夏 9g,莱菔子 9g,制南星 9g,半枝莲 30g,锁阳 12g,菟丝子 9g,合欢皮 9g,夜交藤 9g,瓜蒌仁 9g,蟾蜍 9g。

5. 阴虚型 脉沉细或弦细数,舌光绛,口干吞咽梗阻严重,多见于恶液质晚期患者。

绿萼梅 9g,石斛 9g,北沙参 9g,建兰叶 9g,蔷薇花 6g,荷花 9g,佛手 6g,香橼 6g,陈皮 6g,谷麦芽各 9g。

(二) 单味抗癌中草药

斑蝥、石打穿、三棱、天龙(或蜈蚣)、黄药子、白花蛇舌草、蟾蜍、八月札、核桃树枝、南星、急性子、半枝莲、半夏、石见穿、紫金牛、蛇六谷、威灵仙、葵树子。(天龙即守宫)

二、胃癌

（一）辨证配方

1. 虚寒型　脉细濡,舌淡,苔白腻,喜热饮,饥不能食。

党参 12g,白术 9g,茯苓 12g,炙甘草 6g,陈皮 9g,半夏 9g,苏梗 9g,附子 3g,泽泻 6g,防风 6g,羌活 6g,独活 6g,沉香曲 9g,锁阳 12g,肉苁蓉 9g,黄连 3g,硇砂 15g。

2. 疼痛型　脉弦紧,舌红、苔厚,上腹痛为主,喜咸畏甜。

神曲 30g,鸡内金 9g,枳壳 9g,白毛藤 30g,蚤休 15g,麦冬 9g,鳖甲 12g,煅牡蛎 30g,黄连 3g,路路通 10g,茯神 9g,野葡萄藤 30g。

3. 胀痛型　脉滞紧或缓大,舌红胖,上腹胀为主,食后加重。

龟甲 15g,鸡内金 9g,鳖甲 15g,䗪虫 15g,海藻 15g,海带 15g,三棱 15g,莪术 15g,瓦楞子 15g,蜈蚣 5 条,水蛭 9g。

4. 术后肿块未切除型　脉弦滑或弦数,舌淡红,苔厚腻,上腹胀腹痛明显,腹块增大迅速,便秘。

木香 6g,灼白芍 9g,吴茱萸 3g,砂仁 6g,佛手 3g,郁金 6g,香附 6g,炒延胡索 6g,茯苓 9g,炒枳壳 6g,陈皮 9g,路路通 6g,远志 6g。

（二）单味抗癌中草药

斑蝥、肺形草、凤尾草、水杨梅根、半边莲、石打穿、野葡萄藤、楤木、三棱、蜣螂、漏芦、天龙、水蛭、黄药子、水红花子、白花蛇舌草、莪术、瓜蒌、薏苡仁、硇砂、牡蛎、龙葵、蟾蜍、八月札、羊蹄、核桃树枝、急性子、半枝莲、半夏、海藻、石见穿、大黄、乌药。

三、肝癌

（一）辨证配方

1. 湿滞型　脉滞,苔厚腻,肝区胀痛,以胀为主。

党参 30g,白术 30g,茯苓 30g,炒枳实 15g,半夏 30g,厚朴 30g,神曲 30g,干姜 9g,黄连 9g,焦麦芽 30g,木馒头 30g。

2. 硬化型　脉弦缓,舌红黯胖,肝大腹胀。

党参 15g,米仁 30g,丹参 9g,红花 6g,白芍 12g,当归 12g,瓦楞子 18g,石燕 18g,半枝莲 30g,漏芦 12g,陈皮 6g,三棱 9g,莪术 9g,䗪虫 12g。

3. 巨块型　脉弦滑,舌隐青嫩,苔薄腻,肿块硬痛,全腹胀,有腹水,下肢浮肿。

党参 30g,赤苓 60g,厚朴 18g,木香 9g,槟榔 30g,陈皮 12g,泽泻 30g,丹参 12g,铁树叶 60g,白花蛇舌草 30g,海金沙 30g,白茅根 60g,磁朱丸 15g(包煎)。

4. 疼痛型　脉弦滑紧,舌红,苔腻,肿块巨大,剧痛恶心,皮肤枯燥,面色灰黑,腹水,下肢浮肿。

丹参 12g,茵陈 30g,石见穿 30g,白芍 12g,金钱草 12g,薏苡仁 30g,山药 12g,土茯苓 15g,附子 3g,败酱草 30g,大黄 3g,虎杖 15g,红花 3g,郁金 9g,乌药 12g,乳香 9g,没药 9g,泽漆 9g。

(二) 单味抗癌中草药

苦参、穿山甲、斑蝥、䗪虫、青黛、木馒头、半边莲、三棱、蜣螂、寻骨风、水蛭、牛黄、夏枯草、水红花子、白花蛇舌草、莪术、菝葜、龟甲、铁树叶、鳖甲、牡蛎、龙葵、七叶一枝花、蟾蜍、八月札、紫草、白英、半枝莲、泽漆、海藻、石见穿、紫金牛、大黄。

四、肺癌

(一) 辨证配方

1. 发热型　脉数,舌淡红胖、有齿印,咳嗽,胸痛,痰黄稠,发热喉痛。

金银花 15g,浙贝母 6g,苇茎 30g,薏苡仁 30g,丝瓜络 10g,生杏仁 9g,甘草 6g,葶苈子 6g,陈皮 12g,半夏 12g,附子 6g,焦谷麦芽各 9g,石见穿 30g,半枝莲 30g,大枣 10 只,寻骨风 30g。

2. 阴虚内热型　脉滑数,舌红绛,咽干痛,咳嗽,白沫痰。

炒桔梗 6g,炒贝母 9g,炒桑白皮 9g,瓜蒌仁 3g,当归(酒浸)9g,百部 12g,杏仁 6g,地骨皮 6g,薏苡仁 6g,枳壳 6g,玄参 6g,青黛 6g,紫菀 6g,麦冬 6g,甘草 3g,瓜蒌皮 3g,紫草 3g。

3. 瘀血型　脉涩,舌鲜红,有瘀块,胸闷咳嗽。

薏苡仁 15g,甘草 12g,半夏 30g,藁本 15g,三棱 15g,莪术 15g,瓜蒌 30g,淫羊藿 12g,肉桂 3g,首乌 12g,熟地 12g,党参 15g,白术 9g,鳖甲 15g,补骨脂 15g。

4. 咳嗽型　脉濡数,舌淡红、苔薄,咳嗽剧烈,喉痒有黏痰。

桔梗 9g,防己 6g,桑白皮 9g,象贝 12g,瓜蒌仁 12g,枳壳 9g,当归 9g,薏苡仁 30g,黄芪 12g,杏仁 9g,百合 12g,甘草 6g。

（二）单味抗癌中草药

海蛤壳、斑蝥、青黛、肺形草、半边莲、蜂房、寻骨风、漏芦、山海螺、山豆根、棉花根、牛黄、白花蛇舌草、莪术、瓜蒌、薏苡仁、龟甲、芙蓉叶、铁树叶、鳖甲、牡蛎、七叶一枝花、蟾蜍、羊蹄、紫草、核桃树枝、白英、南星、半枝莲、补骨脂、泽漆、了哥王、天冬、海藻、石见穿、天葵子、石上柏、紫金牛、防己、马勃、皂角刺。

五、腹腔恶性肿瘤

（一）辨证配方

1. 脉滞缓,舌红,腹胀痛

炙鳖甲 18g,穿山甲 12g,牡蛎 15g,海藻 12g,丹参 15g,红花 3g,木香 6g,蜂房 9g,全蝎 6g,凤尾草 12g,鹿衔草 12g,地龙 3g。

2. 脉滞大,舌淡红,苔腻,腹胀有块

鬼臼 30g,漏芦 18g,川朴 9g,陈皮 9g,焦六曲 9g,焦麦芽 9g,半枝莲 30g,赤苓 9g,焦山楂 12g,鸡内金 9g,小金丹 1 粒(吞服)。

3. 脉滞,舌淡红,中光无苔,失眠口酸

香附 12g,枳壳 12g,远志 15g,陈皮 9g,石斛 9g,附子理中丸 12g(包),绿萼梅 9g,焦谷麦芽各 12g,神曲 30g,焦山楂 12g,佛手 9g。

4. 脉数,舌红,腹胀,喜甜食,胃酸苦,伴腹泻

厚朴 12g,白术 9g,木瓜 9g,木香 9g,草果 9g,大腹皮 9g,附子 3g,茯苓 12g,炙甘草 6g,红枣 7 只,白蜜 30g,生石膏 30g,枳壳 12g,郁金

9g，蜈蚣 5 条。

（二）单味抗癌中草药

穿山甲。

六、卵巢癌

（一）辨证配方

1. 虚寒型　脉滞软，舌红黯，下腹胀痛，畏寒，月经淋漓。

白花蛇舌草 30g，半枝莲 60g，橘核 15g，九香虫 9g，海带 15g，莪术 12g，桃仁 15g，红花 3g，地龙 15g，川楝子 9g，薏苡仁 30g，党参 12g，小茴香 9g，黄芪 9g，甘草 6g，吴茱萸 9g，白芍 12g，菟丝子 9g，柴胡 9g。

2. 脾虚型　脉滞软，舌淡红肿，苔白燥。

厚朴 12g，白术 6g，木香 6g，草果 12g，大腹皮 12g，附子 3g，茯苓 12g，干姜 6g，炙甘草 9g，防风 6g，陈皮 9g，白石英 30g，鬼臼 30g。

3. 气滞血瘀型　脉滞，舌红，苔燥，口干乏力。

水蛭 12g，炙鳖甲 18g，穿山甲 9g，牡蛎 12g，海藻 12g，丹参 9g，红花 3g，木香 3g，蜂房 9g，凤尾草 12g，鹿衔草 12g，地龙 3g。

4. 腹胀型　脉滞结，腹胀痛，舌红黯，苔白燥。

八月札 15g，焦谷麦芽各 12g，神曲 15g，大腹皮 12g，枳壳 12g，白术 9g，白芍 12g，陈皮 9g，防风 9g，蜈蚣 3 条，当归 12g，桃仁 6g，葛根 12g，穿山甲 9g，天花粉 9g。

（二）单味抗癌中草药

鬼臼、凤尾草、水蛭、八月札。

七、结肠癌

（一）辨证配方

1. 脾胃虚弱型　脉虚软，舌淡红，苔薄腻。

生地 9g，土茯苓 9g，泽泻 6g，黄柏 9g，广木香 9g，赤芍 6g，紫菀 9g，甘草 9g，牛蒡子 9g，野菊花 6g，枳实 9g，红枣 7g，苍术 12g，菟丝子 12g，锁阳 9g,黄芪 9g,麻子仁 9g,蟅虫 9g,皂角刺 12g。

2. 腹块型　脉濡涩,舌黯红,环脐少腹膨胀,按之坚硬,伴肠鸣。

川朴 9g,炒青皮 9g,附子 12g,蟅虫 9g,吴茱萸 3g,海藻 12g,莪术 9g,乌药 9g,细辛 3g,蜣螂 9g,煨草果 9g,红花 6g,续随子霜 6g,补骨脂 12g。

3. 疼痛型　脉濡,舌红嫩,苔黑厚腻,下腹胀痛剧烈,纳差,大便频数。

白参 3g,黄连 3g,石菖蒲 6g,丹参 18g,茯苓 9g,石莲子 9g,陈皮 9g,冬瓜仁 9g,荷叶 15g,蜣螂 9g,蟾蜍 9g。

4. 术后复发型　脉弦数,舌红光。

大青叶 9g,夏枯草 12g,川郁金 9g,川芎 9g,丝瓜络 9g,白扁豆 9g,山豆根 6g,蒲公英 30g,海藻 15g,橘核 12g,木香 9g,砂仁 6g,滑石 9g,皂角刺 9g,乌药 9g。

(二) 单味抗癌中草药

肺形草、凤尾草、水杨梅根、木馒头、半边莲、野葡萄藤、楤木、蜣螂、山海螺、黄药子、水红花子、白花蛇舌草、莪术、薏苡仁、菝葜、蟾蜍、八月札、羊蹄、补骨脂、鸦胆子、椿树皮、蛇六谷、大黄、皂角刺、乌药。

八、直肠癌

(一) 辨证配方

1. 脓血型　脉滑速,舌红,苔黄腻,大便脓血、频数,下腹痛。

椿树皮 9g,牡蛎 30g,贯众炭 15g,夏枯草 15g,海藻带各 12g,丹参 12g,龙葵 30g,白花蛇舌草 15g,川楝子 12g,玄参 9g,蜀羊泉 15g,川贝 6g,大小蓟各 30g。

2. 胀痛型　脉弦速,舌红,下腹肛门胀。

柴胡 9g,桔梗 15g,白芍 12g,忍冬藤 15g,赤小豆 9g,厚朴 9g,甘草 9g,香附 9g,三棱 12g,莪术 12g,刘寄奴 15g,莱菔子 12g,槟榔 12g,墨旱莲 15g,山茶花 15g,山海螺 30g。

3. 发热型　脉细紧速,舌淡光,发热,下腹痛。

秦皮 15g,太子参 15g,黄连 6g,生地 9g,白头翁 15g,阿胶 9g,金银花炭 9g,凤尾草 12g,半边莲 30g,水红花子 15g。

4. 腹泻型 脉细速,舌红,苔厚腻,大便频数,下腹胀痛。

莱菔子 12g,槟榔 12g,木香 15g,酒炒枳实 9g,椿树皮 9g,水杨梅根 15g,蟾皮 9g。

(二) 单味抗癌中草药

石见穿。

九、乳癌

(一) 辨证配方

1. 痰湿型 脉滑,舌黯红,苔腻,乳块胀痛,月经不调。

海藻 30g,海带 30g,陈皮 6g,独活 9g,青皮 9g,半夏 9g,当归 9g,川芎 9g,白芍 9g,浙贝母 9g,红花 6g,甘草 6g,山慈菇 12g,蛇六谷 30g(先煎 1 小时)。

2. 气虚型 脉弦迟,舌红,苔燥,适用于老年乳癌患者。

瓜蒌 15g,天花粉 15g,漏芦 15g,桑白皮 9g,紫菀 12g,枳壳 9g,败酱草 30g,冬葵子 30g,海藻带各 30g,连翘 15g,路路通 12g,丝瓜络 12g,香橼 9g,逍遥丸 9g,芙蓉叶 1g,夏枯草 12g。

3. 炎症型 脉弦数,舌红、有瘀斑,便秘,乳房大片红肿。

海藻 30g,海带 30g,泽漆 30g,大黄 3g,芒硝 3g,厚朴 6g,枳实 9g,甘草 9g,生姜 5 片,大枣 5 只,桔梗 15g,三棱 15g,地榆 30g,山豆根 9g,半枝莲 30g。

4. 发热型 脉速,舌赤紫,发热,红块胀痛。

天麦冬各 18g,太子参 9g,生地 18g,石斛 12g,枸杞子 9g,紫丹参 9g,玄参 9g,金银花 12g,蒲公英 15g,青葙子 15g,泽漆 30g,茯苓 9g,蜜炙女贞子 15g,墨旱莲 15g,芦根 30g,海藻 15g,海带 15g。

(二) 单味抗癌中草药

鬼臼、穿山甲、斑蝥、凤尾草、木馒头、石打穿、山慈菇、猫爪草、蜂房、寻骨风、漏芦、山海螺、夏枯草、水红花子,瓜蒌、芙蓉叶、鳖甲、龙葵、八月札、猪殃殃、了哥王、天冬、蛇六谷、皂角刺。

十、宫颈癌

（一）辨证配方

1. 湿热型　脉滑数，舌红、苔厚腻，白带黄臭，发热腹痛。

海藻 15g，海带 15g，刺猬皮 12g，蒲公英 30g，炙鳖甲 15g，凤尾草 12g，鹿角霜 6g，海螵蛸 12g，茜草 9g，椿根皮 15g，知母 12g，黄柏 9g，墓头回 30g。

2. 阳虚火旺型　脉细弦数，舌赤光，白带如精状。

当归 12g，川芎 12g，白芍 12g，熟地 12g，黄柏 9g，知母 12g，天冬 9g，麦冬 9g，远志 9g，炙甘草 6g，陈皮 9g。

3. 痰湿型　脉滑数，舌淡白胖、苔腻，白带如米泔水。

陈皮 12g，半夏 12g，茯苓 30g，炙甘草 9g，苍术 12g，白术 12g，猪苓 12g，泽泻 12g，肉桂 6g，南星 15g，三棱 12g，莪术 12g。

4. 腹痛型　脉弦紧，舌淡红，苔腻，下腹痛，腰痛，食后腹胀。

砂仁 6g，炒远志 15g，龟甲 15g，龙骨 30g，锁阳 9g，茯苓 12g，芡实 12g，金樱子 9g，当归 12g，小茴香 6g，川楝子 9g，木香 6g，皂角 12g，全蝎粉 3g（吞），山药 30g，穿山甲 9g。

（二）单味抗癌中草药

鬼臼、穿山甲、䗪虫、凤尾草、水杨梅根、木馒头、墓头回、三棱、水蛭、莪术、薏苡仁、鳖甲、八月札、南星、半枝莲、了哥王、半夏、鸦胆子、椿根皮、皂角刺。

十一、鼻咽癌

（一）辨证配方

1. 疼痛型　脉浮弦紧，舌鲜淡红、苔薄，便溏，前额疼痛向耳后放射。

钩藤 12g，蜈蚣 3 条，川芎 9g，当归 9g，白芍 9g，苏木 12g，丹皮 12g，枳壳 9g，天花粉 9g，瓜蒌仁 12g，桃仁 6g，槟榔 9g，大黄 3g，薄荷 6g，辛夷 9g，凤凰衣 9g。

2. 湿热型 脉弦滑,舌红、苔黄腻,目赤,鼻出血,眼面肿胀。

柴胡 9g,龙胆草 12g,鳖甲 12g,地骨皮 9g,凤尾草 12g,败酱草 30g,海藻 9g,海带 9g,山慈菇 9g,土贝母 12g,地龙 9g,半枝莲 30g。

3. 阴虚内热型 脉数结,舌红,苔光薄,口干,便硬。

玳瑁 9g,生地 12g,天花粉 15g,狗舌草 15g,天麦冬各 9g,珠母 15g,柴胡 9g,葛根 12g,杏仁 12g,郁李仁 12g,石上柏 15g。

4. 阳虚型 脉微或虚浮,舌淡、苔薄,伴头晕,畏寒乏力。

玉屏风散 15g(包煎),苍耳草 30g,贯众 30g,海藻 15g,蒟蒻 30g(先煎 2 小时),蒲黄根 15g,玄参 15g,附子 3g,桂枝 9g,铁树叶 30g。

(二)单味抗癌中草药

蜣螂、铁树叶、半枝莲、半夏、石上柏、防己、葵树子。

十二、脑垂体肿瘤

(一)辨证配方

1. 阳虚型 脉浮滞,舌红紫、苔薄,头晕,腹胀乏力,时有耳鸣。

钩藤 12g,藁本 12g,菊花 9g,蔓荆子 12g,枸杞子 12g,芦根 30g,天龙 9g,锁阳 12g,䗪虫 9g,肉苁蓉 12g,黄精 3g,全蝎 9g。

2. 浮肿型 脉沉,舌淡红胖、苔腻,四肢浮肿,乏力,嗜眠。

桂枝 9g,延胡索 9g,莪术 9g,赤芍 12g,当归 12g,川芎 15g,赤茯苓 12g,细辛 3g,炙甘草 6g,桑白皮 9g,白芷 9g,陈皮 9g,大腹皮 9g,槟榔 9g,葶苈子 9g,瞿麦 15g,大黄 3g。

3. 疼痛型 脉缓迟,舌红黯、苔薄,头痛剧烈,伴泛酸,四肢麻木。

藁本 15g,川芎 15g,当归 9g,枸杞 12g,茯苓 9g,小茴香 3g,乌药 9g,肉桂 3g,干姜 6g,蛇六谷 30g(先煎 1 小时),天龙 9g。

(二)单味抗癌中草药

全蝎、天龙、牛黄、七叶一枝花、蛇六谷。

十三、其他癌症单味中草药

1. 胰腺癌 黄药子、瓜蒌、菝葜、八月札。

2. 皮肤癌　苦参、鬼臼、海蛤壳、斑蝥、狗舌草、芙蓉叶、半夏。

3. 喉癌　苦参、蜂房、山豆根、水红花子、臼英、马勃。

4. 纤维肉瘤　苦参、龙葵。

5. 脂肪肉瘤　苦参。

6. 淋巴肉瘤　苦参、穿山甲、山慈菇、猫爪草、野葡萄藤、三棱、蜣螂、天龙、牡蛎、七叶一枝花、蟾蜍、羊蹄、泽漆、了哥王、蛇六谷、僵蚕。

7. 甲状腺癌　海蛤壳、山慈菇、猫爪草、黄药子、夏枯草、蛇毒、牡蛎、紫草、泽漆、海藻、蛇六谷。

8. 白血病　海蛤壳、青黛、狗舌草、墓头回、三棱、山豆根、牛黄、水红花子、莪术、鳖甲、七叶一枝花、猪殃殃、羊蹄、紫草、石见穿。

9. 骨肉瘤　䗪虫、蜂房、寻骨风、鳖甲、七叶一枝花、白英、补骨脂、石见穿、防己、威灵仙。

10. 网状细胞肉瘤　狗舌草。

11. 睾丸癌　木馒头、棉花根、八月札。

12. 前列腺癌　木馒头、天葵子。

13. 肾癌　野葡萄藤、龟甲、鳖甲、天葵子、防己。

14. 膀胱癌　野葡萄藤、蜣螂、蛇毒、龙葵、半枝莲、天葵子、防己、乌药。

15. 黑色素瘤　蜂房、大黄。

16. 舌癌　蜂房、南星、半夏、马勃。

17. 牙癌　蜂房、南星。

18. 绒毛膜上皮癌　瓜蒌、薏苡仁、紫草、石上柏、葵树。

19. 胆囊癌　菝葜。

20. 上颌窦癌　半夏。

21. 下颌腺癌　猪殃殃。

22. 腮腺癌　海藻。

23. 皮肤疣　鸦胆子。

附录一

切脉针灸治癌病案举例

晚期食管癌

范某,男,33 岁,门诊号 319709。

患者 1969 年出现进食梗阻,每天只能吃 50~100g 流汁。胸骨后剧烈疼痛,并伴有明显恶心呕吐,形体消瘦,需人扶才能行走。在江西曾用过化疗,但病情继续恶化,某医院估计"最多能活 1 周",属于已不能手术和放疗的晚期食管癌。在上海市肿瘤医院食管摄影(X 片号 34607):癌肿长达 14cm 以上,表面有溃疡(附图 1)。食管涂片:癌细胞阳性(病理切片号 69-394)(附图 2)。在切脉中发现,患者右侧的肺经、膀胱经和肝经虚,心包经实。根据"虚则补之""实则泻之"的原则,先行补肺经、肝经、膀胱经之虚,攻心包经之实。谁知这一来脉息中发现肝经虚上加虚。什么原因? 原来人体各经络也是互相联系,互相斗争,互相依存,互相制约的。按照中医理论,肺经与肝经是"此长彼消,相生相克"的。因此,当肝经和肺经同时虚时,肝经受肺经所克,虽"补"而得不偿失。通过这样分析,我们的针刺也改变了"战术",改全线出击为重点进攻,即在 4 条病变的经络中找主要矛盾,抓住对其他几条经络的病变关系最大的一条进行针刺,确定了以补肝经虚为主。按"虚则补其母"的治则,针刺的穴位又重点放在肝经的母经——肾经上。解决了肝经虚以后,其他次要的经络如肺经虚是不是可以一点也不顾呢? 也不能。我们在肝经上取补肺的太冲穴,既补肺经又不影响肝经。这样治疗一段时间后,效果就好。经 3 个月治疗,患者进食明显好转,已能吃干饭,每餐 150g,体重增加 11kg。这时食管摄片:食管边缘较前光滑,病灶长度已变短(附图 3)。治疗 6 个月后,患者已无任何症状,体重增加 20kg,体重和饭量都恢复到病前水平(患者病前是重体力劳动者,饭量每顿平均 450g)。这时食管摄片:边缘光滑(附图 4);食管涂片检查:癌细胞阴性(附图 5)。他已恢复装卸工作,曾随访 12年,7 次复查,情况均正常(附图 6)。

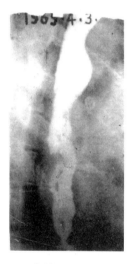

附图 1　食管癌治疗前 X 线片

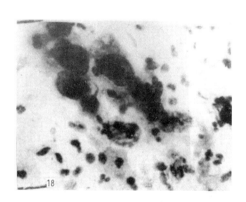

附图 2　治疗前食管细胞涂片(鳞状癌细胞)

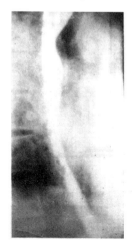

附图 3　治疗 3 个月后食管 X 线片

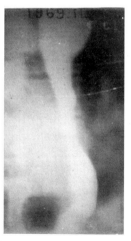

附图 4　治疗 6 个月后食管 X 线片

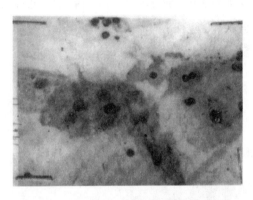

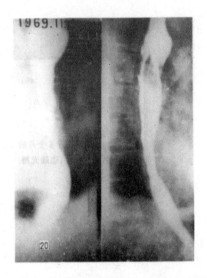

附图 5 治疗 6 个月后食管细胞涂片
（正常鳞状细胞）

附图 6 复查 X 线片均见食管壁光滑

腹壁广泛转移性黏液腺癌

胡某,男,48 岁,门诊号 6507。

患者在 1970 年发现腹部有数个肿块,并逐渐增多、增大,伴有疼痛,人体消瘦。瑞金医院病理诊断为转移性黏液腺癌(病理切片号 70-3938×1),来上海市肿瘤医院诊治,病理会诊为右下腹纤维脂肪组织转移性黏液腺癌(会诊号 1075-70)(附图 7)。应患者要求来门诊针灸治疗。在内科、外科医生密切配合下,经检查发现,右腹壁有一6cm×4cm 肿块,同时腹壁有数个散在 2cm×2cm 和 1cm×1cm 肿块,经过西医检查确定为腹壁广泛转移性黏液腺癌,但没有查清哪些内脏已受影响。经切脉发现患者"关""尺"部位脉涩,结合体征进行分析,说明患者中焦、上焦阻塞;同时"关"部脉弱无力,反映脾阳不足;此外,在"尺"部脉又显得沉而细,说明肾也受影响。这样就比较清楚地诊断出,与他的腹腔癌肿相联系地存在的病变是三焦、脾、肾,这就为针灸提供了一定的方向。切脉针灸治疗 3 个月后,2 个肿块消失,其他肿块明显缩小;6 个月后,肿块基本消失,只剩下一个小结节无明显变化。在患者要求下,把这个结节切除,活检为纤维脂肪组织慢性炎症。再经内科医生检查,腹壁肿块全部消失,患者已无任何症状,完全恢复健康并恢复工作。随访多年情况很好。(附图8)

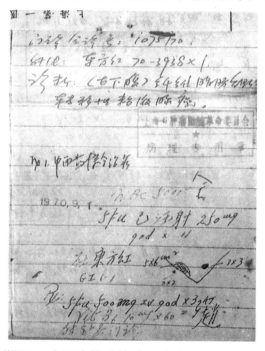

附图7　右下腹转移性黏液腺癌病理切片会诊

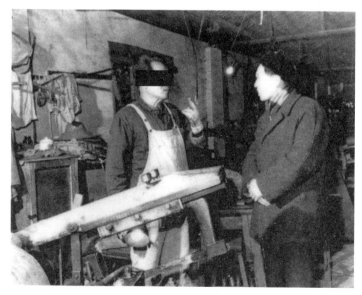

附图8　治愈后恢复工作(作者随访)

腹腔恶性肿瘤

洪某,女,45 岁,门诊号 163271。

患者于 1974 年因腹部发现肿块,在苏州第三人民医院剖腹探查。术中发现:后腹膜肿瘤,位于肾脏内上方,与肾及腹主动脉粘连,不能分离,未能切除。术中活检证实为脂肪肉瘤(附图 9)。以后腹块日渐增大,消瘦,严重贫血,于 1974 年 11 月 14 日到上海市肿瘤医院检查,病理切片会诊为腹腔低度恶性肿瘤,因未能手术,放疗、化疗也不敏感,故于 1974 年 11 月 18 日转来针灸治疗。

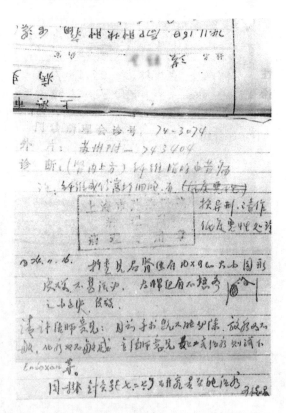

附图 9　肾内上方纤维脂肪血管瘤病理会诊及内科检查记录

检查:1974 年 11 月 18 日右肾区有 10cm×9cm 大小圆形、质硬固定肿块,左脾区有不整齐小包块、质硬(附图 9)。1974 年 11 月 18 日超声:右腹肿块呈实质均质性,直径约9cm(附图10)。切脉发现患者关、尺脉上有像泥沙一样的肿瘤脉:肺经、胃经、肾经、任脉、带脉、冲脉都有病。经过分析,肺生气,肺气足患者精神才能好转;胃主吸收,胃纳增加才能解决患者营养来源。因此,先着手调整肺经和胃经为主,取穴太渊、中府、大都、三阴交、足三里、解溪、腕骨、肺俞、脾俞为主。每次针刺治疗前后的脉象变化均见明显的调整效果(图3-12)。治疗1个月后患者精神振作,胃纳增加至每餐150~200g,体重增加。

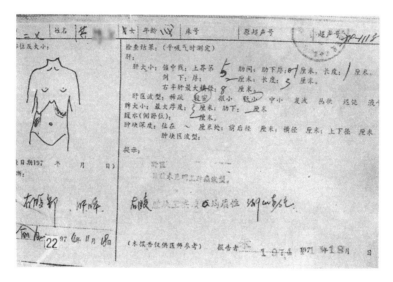

附图10　治疗前超声波检查

这时切脉发现:肺经、胃经基本正常,带脉、冲脉因肺经、胃经的改善也趋好转;但肾经和任脉变化不大,肿瘤脉主要表现在这两条经脉上,这与中医理论胸腹腔肿瘤与任脉有关的看法是符合的。第二阶段在患者精神、饮食和全身情况好转的基础上,主要集中治疗肿块,采用调整任脉和肾经的穴位:复溜、太溪、太渊、尺泽、巨阙、上脘、中脘、气海、关元、中极、天枢、大横,并配用章门、痞根的芒针疗法。治疗2个月后,随着肾经和任脉病变的好转,带脉和冲脉已渐趋正常。这时患者贫血消失,全身情况明显好转。

1975年3月26日超声检查:脾区肿块消失,右肾区肿块缩小至

7cm,患者自感完全健康,因经济困难要求带药回乡,参加农业劳动。于1976年9月24日来复查,腹部肿块完全消失。1976年9月24日超声检查:腹部未能探及明显肿块波型(附图11)。血象:白细胞计数9.3×10⁹/L,红细胞计数4.31×10¹²/L,血红蛋白120g/L。随访中健在(附图12)。

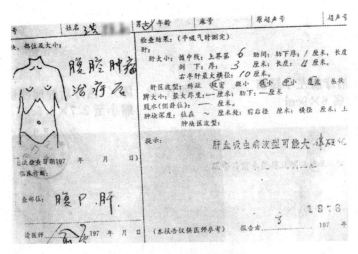

附图11 治疗后超声检查

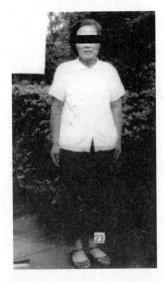

附图12 治疗后完全恢复健康

皮 肤 癌

陈某,男,48岁,门诊号101311。

患者于1971年5月,因左下肢溃疡5年,最近局部肉芽增生来上海市肿瘤医院门诊,诊断为皮肤鳞癌。患者因不愿手术,来门诊针灸治疗。

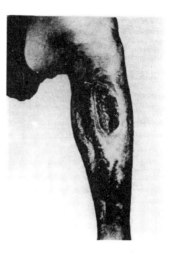

附图13　治疗前左小腿前皮肤溃疡

检查:在小腿前有皮肤溃疡6cm×9cm,中央有溃疡(附图13)。病理诊断:分化性鳞癌,伴有坏死(附图14)。切脉发现左侧胃经、胆经明显瘀血和气滞,并有泥沙样肿瘤脉出现,这与小腿部的病灶有胃经和胆经通过是一致的。取穴:缺盆、天枢、梁丘、丰隆、足临泣、绝骨、阳陵、风池、三阴交、蠡沟、地机,加上局部围针疗法,治疗2个月后肿瘤明显缩小。

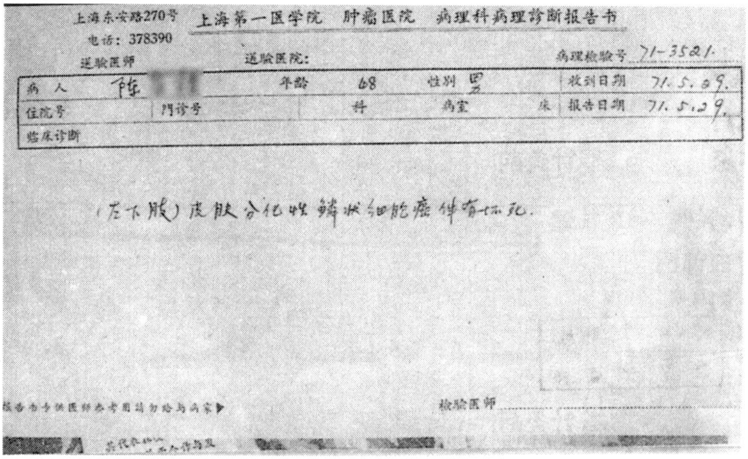

附图14　治疗前病理切片报告

1971年11月,肿瘤溃疡缩小为2.7cm×6.5cm,深2cm(附图15)。

这时再切脉发现,胆经、胃经渐趋正常,但此二经的络脉病变仍明显。主要以瘀血为主,所以采用血络疗法(局部点刺放血),再治疗 3 个月,肿瘤继续缩小。1972 年 1 月溃疡面积为 5.5cm×1.3cm,深度明显变浅,肉芽清洁。再继续巩固治疗 2 个月,溃疡面痊愈,带药回乡,恢复农村邮递员工作,随访中健在。

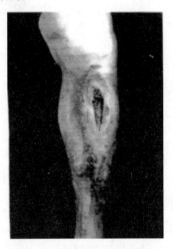

附图 15　治疗后肿瘤溃疡缩小

左肺癌放疗后右肺转移

浦某,男,53 岁,门诊号 3234。

患者 1973 年 6 月在外院检查,诊为肺癌,1973 年 7 月至 9 月进行放疗。1974 年 3 月两胸胁痛加剧,咳嗽,消瘦。X 线片:右下肺出现多个小结节影(附图 16)。痰涂片:找到癌细胞(鳞癌)(附图 17)。诊断为右下肺癌可能,来针灸门诊治疗。

切脉发现,脉弦急,经络瘀阻明显;舌红,边有瘀斑;肺经实,心经虚。患者

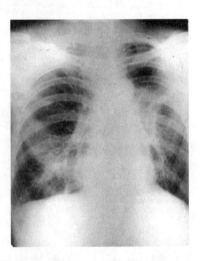

附图 16　肺癌 X 线片

两胁疼痛,咳嗽有黄痰。先针胸背部红色色素点,同时补心经,选用少冲、少海;泻肺经,针尺泽、鱼际。治疗1个月,患者症状明显好转,咳嗽减轻,痰变白变少;舌鲜淡红、苔薄;二便正常,胃纳好。这时切脉发现,奇经的任脉、阴维脉、阳维脉仍有气滞,胃经有血瘀,取穴止呕、承浆、膻中、内关、筑宾、廉泉、期门、腹哀、大横、公孙、列缺。治疗到1974年4月,胸痛消失,咳嗽缓解,胃纳增加。到1974年5月肺部X线片:右肺纹理增加,未见明显转移灶(附图18)。1974年9月复查肺部X线片:未见明显转移灶(附图19)。

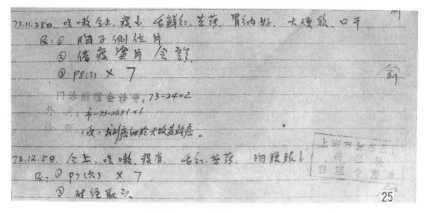

附图17 痰病理涂片

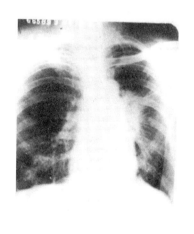

附图18 治疗后肺部X线片

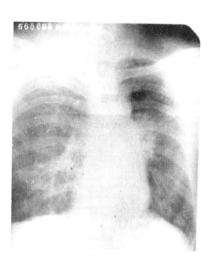

附图19 治疗9个月后肺部X线片

贲门癌（疑）

黄某,男,58岁,门诊号3086。

1970年8月,因进食梗阻,伴有恶心、呕吐和胸骨后疼痛,只能进稀饭,并有气急、乏力伴腹泻,而来医院诊治。经胃X线摄片:贲门稍狭窄,壁强直,边缘不整齐,通过稍慢,疑为癌(附图20,附图21)。但食管涂片未找到癌细胞。因患者要求针灸治疗,于1970年10月来门诊治疗。经切脉、舌诊和主诉症状的辨证分析,发现奇经、任脉和胃经均虚,心包经有火。取穴:止呕、天鼎、巨阙、上脘、内关、足三里、中府、列缺。配耳穴:肝、脾、腹、止泻穴。治疗到1970年11月,进食顺利,能进干饭,气急、乏力亦好转。

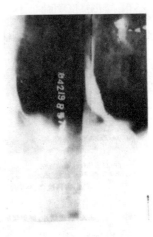

附图20　第1次X线片:贲门稍狭窄,壁强直

X线片:贲门已无病变发现(附图22)。患者虽已年迈,但能参加社会工作,随访中情况良好。

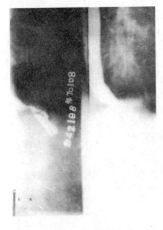

附图21　第2次X线片:贲门病变恶化

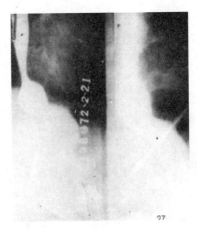

附图22　治愈后贲门已无病变

卵巢癌伴肝、盆腔、膀胱、直肠广泛转移

陈某,女,40岁,门诊号33358。

1976年3月24日因晚期卵巢癌伴大量腹水,在上海市肿瘤医院剖腹探查,术中发现血性腹水3000ml,肝脏表面、大网膜、直肠表面均有转移结节,子宫、直肠、膀胱均见到致密粘连。手术仅做部分菜花、部分大网膜切除。后曾用化疗、放疗无明显效果,于1976年8月出院。

1976年12月因腹胀明显,尿少、尿频,乏力,来门诊求针灸、中草药治疗。

检查:盆腔内肿块偏右,儿头大小,活动差,达脐下2指(附图23)。病理诊断:卵巢浆液性乳头状腺癌,并转移至纤维脂肪组织(大网膜)(附图24)。腹水涂片:找到癌细胞(附图25)。超声:肿块最大直径7cm(附图26)。

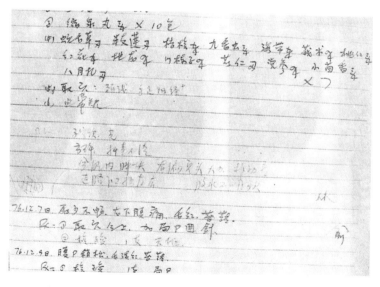

附图23　内科检查:卵巢癌腹腔广泛性转移

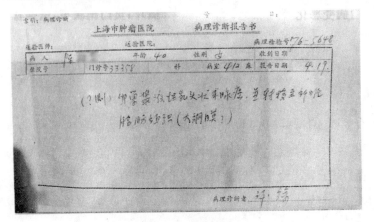

附图 24　病理切片

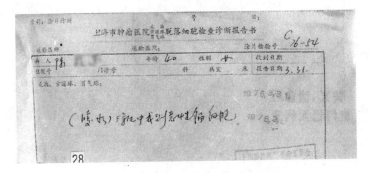

附图 25　腹水涂片检查

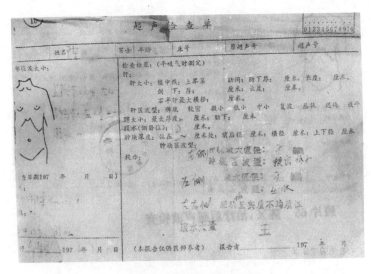

附图 26　治疗前超声检查

切脉发现,患者脉濡,阴阳两虚,以阳虚为主。第一阶段以补阳经为主,取穴:曲池、中渚、腕骨、足三里、解溪、侠溪、至阴和颈浅,配用腹部肿块围针。经一个阶段治疗,症状明显好转,腹痛胀减轻,小便通畅,大便正常,胃纳增加到每餐150g。治疗到12月18日,切脉发现左手脉缓、滑、数,右手脉濡,这里加强消块措施,使用激光针刺,取穴:①章门、痞根、三阴交;②脾俞、肾俞、太渊、曲池;③期门、章门、太冲、太溪、大都。

针灸取穴原则,继续采用腹部围针和在补阳经的同时考虑补阴经,取穴:太渊、复溜、太溪、大都、太冲、少海、曲泉、气海、三阴交。治疗到1977年6月,肿块明显缩小,症状基本缓解,患者仍感口干,尿黄,舌黯红、苔黄燥、脉数濡,说明有热。于是加强清热解毒和化瘀血的治疗,取穴:温溜、外关、昆仑、肺俞、膈俞、脾俞、大肠俞、血海、日月、期门;适当配合奇经的调整,取穴:足临泣、照海、带脉。到1977年12月28日,妇科检查无肿块扪及(附图27)。1977年5月21日超声:腹部未探及明显肿块波型(附图28)。随访时仍健在(附图29)。

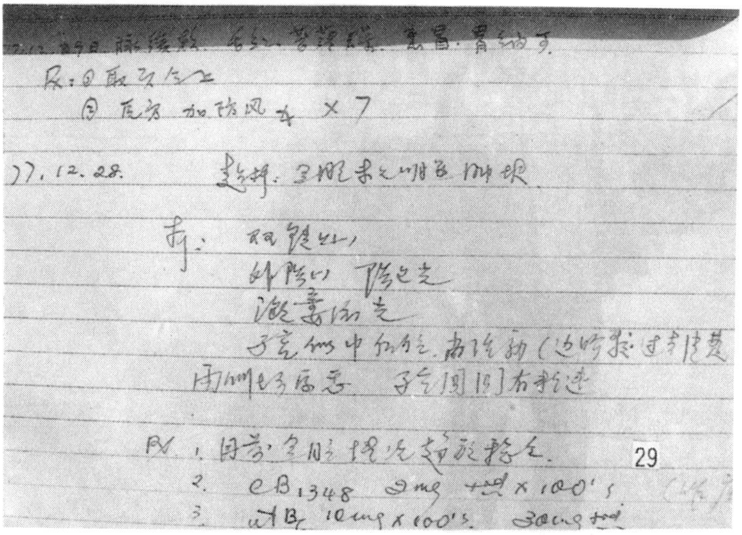

附图27　治疗后腹部检查

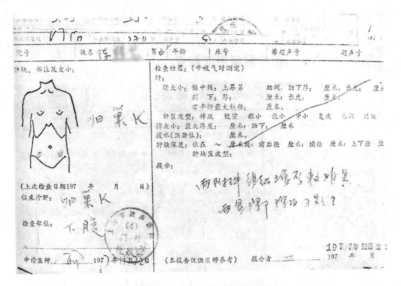

附图 28　治疗后超声检查

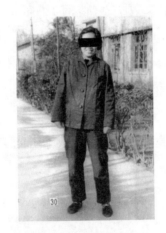

附图 29　恢复健康后

左睾丸肿瘤伴肾病综合征

倪某,男,11 岁,门诊号 226805。

患者肾病综合征多年,常用激素治疗,身体畸形肥胖,满月脸,蛙腹,水牛背(附图 30)。患者于 1975 年发现左侧睾丸肿块约 8cm×5cm×5cm(附图 31)。1975 年 8 月 14 日,患者来门诊治疗。切脉发现脉细、数,尺脉弱;舌红、苔薄,为肾阴肾阳不足,脾经、胃经虚,肺气不足。取穴:太溪、复溜、中脘、食仓、足三里、天枢、曲池、中府、太渊、三阴交。治疗5个月后,肿块逐渐缩小,但脉象变化不大。继续治疗到1976年4月,患者突然伴有急性中耳炎,发热3天,胃纳下降,舌淡红,苔薄剥,人迎脉虚。取穴:人迎、廉泉、曲池、内关、阳池、太冲、照海、复溜。治疗到1976年8月,感觉已无任何异常,睾丸肿块明显缩小。继续治疗到1977年2月,患者发育良好,体型恢复正常,睾丸肿瘤消失(附图32),已能上学读书(附图33)。

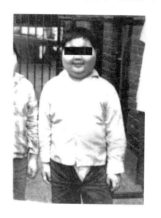

附图30　左睾丸肿瘤伴肾病综合
　　　　征治疗前

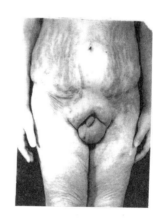

附图31　治疗前左睾丸肿块

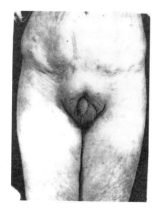

附图32　治疗后睾丸肿块消失

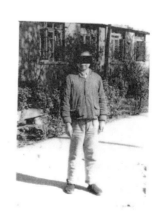

附图33　治疗后恢复健康

原发性肝癌

徐某,男,57 岁,门诊号 51833。

患者因右上腹疼痛 1 个月余,进食后上腹烧灼感,泛酸水,伴疼痛,胃纳差,大便色黑,尿黄,在牡丹江铁路医院检查 AFP 血凝试验++/10 阳性,同位素扫描示肝右叶上外侧占位性病变。遂来针灸门诊治疗。1980 年 7 月 21 日超声:肝区右半实质占位性病变,符合肝癌伴硬化(附图 34)。1980 年 7 月 23 日 AFP 血凝固试验++/10 阳性。1980 年 8 月 28 日同位素扫描:肝右叶占位性病变(附图 35,附图 36)。1980 年 8 月 30 日胸部 X 线片:右侧膈肌隆起,符合肝癌(附图 37)。

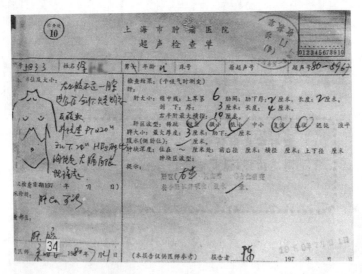

附图 34　治疗前超声检查

切脉发现,脉软、滑、速,人迎脉大,手足阳经实、肝经有热毒。取穴:耳尖、小海、天井、厉兑、阳辅、束骨、申脉、太渊、日月、期门、食仓;同时配用上海原子核研究所顾涵森同志制造的生命信息治疗仪和激光针刺、中草药治疗。3 周后,体重增加 1.5kg,发热消失,胃纳增加;但有胃酸,头痛,肝区胀。这时切脉发现:脉滑数,说明胆经、阳跷经实,肝经

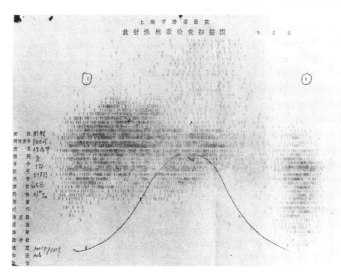

附图35 治疗前同位素扫描（正位）

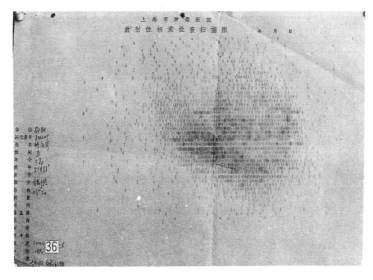

附图36 治疗前同位素扫描（侧位）

仍有热毒。取穴：①申脉、仆参、天池、巨阙、日月、期门、少海；②阳辅、光明、列缺、天突、足窍阴、曲泉，轮换针刺；同时采用肝区围针。治疗到1980年11月，患者上腹痛、烧灼感消失，胃纳每天达600g以上，二便正常，自觉无明显不适，体重增加2.5kg。1980年11月1日超声检查：

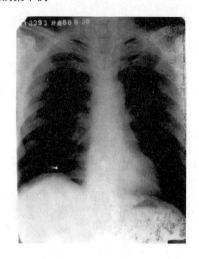

附图 37　治疗前 X 线片

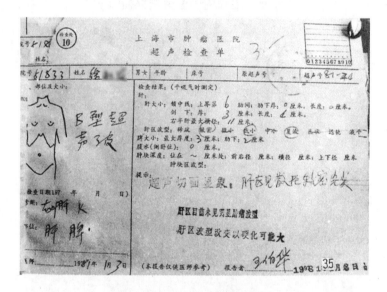

附图 38　治疗后超声检查

肝区未见明显肿瘤波型,肝区波型改变以硬化可能大(附图 38)。1980
年 1 月 6 日 AFP 血液试验:阴性。1980 年 12 月 4 日胸部 X 线片提示:
右膈隆起不明显,较前降低(附图 39)。1981 年 1 月 3 日同位素扫描:
肝右叶下角萎缩,左叶相对增大(附图 40,附图 41)。随访时已完全恢
复正常(附图 42)。

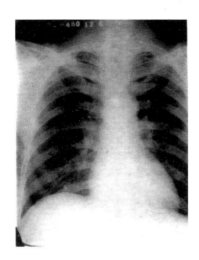

附图 39　治疗后 X 线片

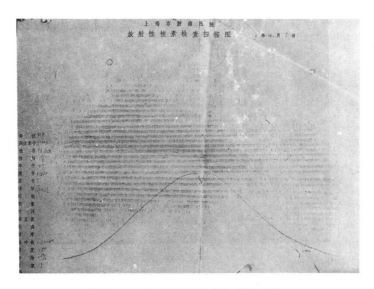

附图 40　治疗后同位素扫描(正位)

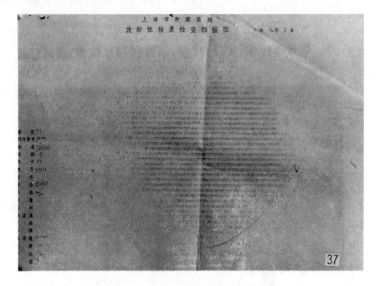

附图41 治疗后同位素扫描(侧位)

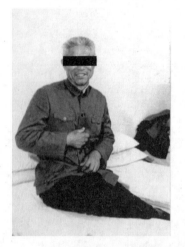

附图42 肝癌经治疗后恢复健康

胆囊癌伴结肠、肝转移

胡某,男,47岁,门诊号7987。

患者于1979年2月发现右上腹肿块,在江西省医院剖腹探查,发现胆囊癌,结肠、肝区广泛转移,手术病理切片诊为转移性或浸润性腺癌,未做切除,关闭腹腔,即转来上海。1979 年 4 月 3 日来上海市肿瘤医院门诊,用氟尿嘧啶(5-Fu)6000mg、甲氨蝶呤(MTX)180mg 后,因病情加重,恶心,呕吐酸水,纳差(每餐 50g),停用化疗,于 4 月 3 日转来针灸门诊治疗。

1979 年 4 月 28 日超声检查:右上腹肿块区波型较密,右上腹肿块 4cm,呈实质不均质性伴粘连,肝区胆管增宽(附图 43)。1979 年 3 月 31 日肝同位素扫描发现:胆囊区有占位可能。剖腹时切片检查:转移性或浸润性腺癌可能(附图 44)。

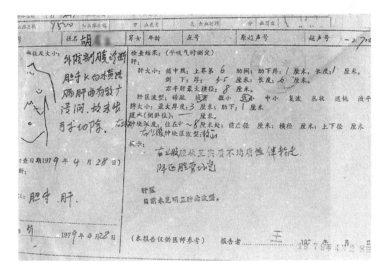

附图43　治疗前超声检查

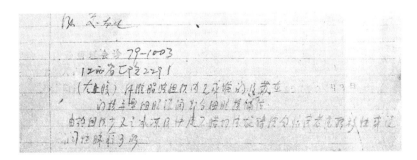

附图44　治疗前剖腹切片检查

切脉发现:脉细弦、数、双侧关脉上沉取有积脉,阴虚、内热无胃气,右手阴经虚。取穴:中脘、解溪(双)、冲阳(双)及右侧少冲、中冲、太渊;配耳穴:升压点、肾上腺。治疗1个月后,胃纳增加到每餐150g,右上腹痛消失,睡眠、二便正常,自感无明显不适,体重增加2kg。这时切脉发现:脉细,右关脉上积脉不明显,有时出现脉缓软;手足阴经上络脉瘀阻。取穴:①内关、通里、列缺、公孙、蠡沟、中都、阳陵泉(温针)、巨阙、气海;②阳辅、脐周、内关、天井、肓俞、章门、公孙(温针)。1979年6月13日肝超声检查:肝胆区无明显肿块发现(腹部未探及肿块波型,未探及胆囊液平段)(附图45)。自感无明显不适,体重又增加3kg。再用针灸继续巩固治疗。取穴:昆仑、曲池、阳池、中渚、天枢、中脘、足三里(温针)。治疗到9月,患者已无明显不适感。1979年肝同位素扫描:肝区未见明显异常。1979年8月29日、9月5日、9月12日胆囊造影,均未见明显肿瘤灶。治疗到1980年1月21日,患者带药回乡恢复工作,随访时健在(附图46)。

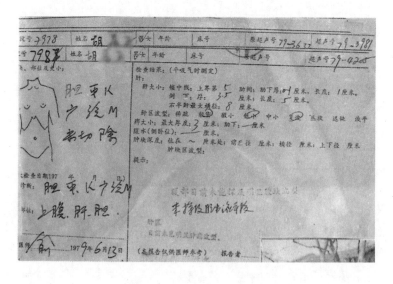

附图45　治疗后超声检查

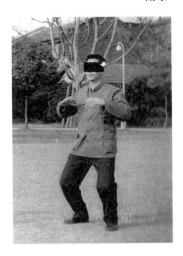

附图46　治疗后恢复健康

甲 状 腺 癌

徐某,女,29岁,门诊号210518。

1975年10月因右甲状腺发现肿块2cm,在新疆病理切片诊断为乳头状腺癌,并伴精神不正常,来针灸门诊治疗(附图47)。切脉发现:右

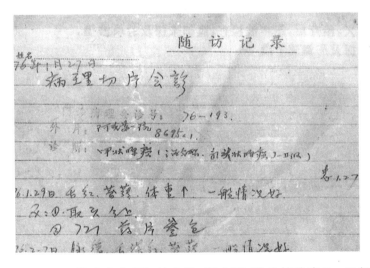

附图47　甲状腺癌病理切片会诊:混合型,乳头状腺癌Ⅰ～Ⅱ级

脉细,左脉濡,任脉、肺经、胃经虚。取穴:双侧中府、膻中、太渊、天枢、气海、关元、足三里、解溪,右侧曲泽、神门、三阴交、曲泉。治疗1个月后,患者精神恢复正常,一般情况好,甲状腺肿块缩小。这时切脉发现:左脉缓,右脉微。这时取穴:右侧少冲、中冲、太渊、曲泉、复溜、大都、少海、扁桃体穴。到1976年1月,肿块消失(附图48)。继续巩固治疗到1976年12月,完全恢复健康。多次复查,情况很好,已恢复正常工作。

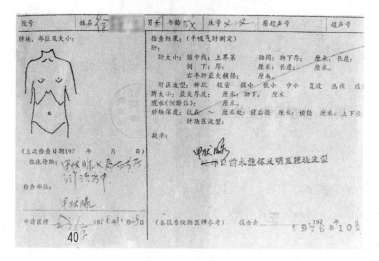

附图48　治疗后甲状腺超声检查:目前未能探及明显肿块波型

附录二

癌症患者注意事项

1. 患者要积极配合医生与癌症作斗争　针灸治癌的疗效首先决定于医生的诊断和治疗水平,但患者及其家属如果能很好地配合医生的治疗,对疗效有很大帮助。例如有一天门诊来了一位患者,由 10 余人陪同要求急诊,病情严重到不能吃饭和走路的程度。追问病史,得知患者上午还在上班,因陪同车间一位身上患有大小不同肿块的同志去医院检查,检查结果为良性脂肪瘤;他将自己右上臂外侧出现已 2 年余的 3cm 大小肿块顺便做了活检,报告却是纤维肉瘤。他一听结果就卧床不起,中饭也不吃了。为什么他两年多来能正常工作而今天突然不会走路和吃饭呢? 完全是被恐惧思想怔住了。经过细致的思想工作,使患者认识到癌症并非"不治之症",只要增强信心与癌症作斗争,还是有希望治愈的,下午就能正常活动和饮食了。经过局部切除加上切脉针灸、中草药治疗,恢复健康,至今健在。临床上统计,有相当一部分癌症患者由于恐惧癌症而放弃治疗,或主观缺乏信心,情绪低落,治疗效果差而死亡。现代科学证明,人体内的抗癌力量只有在精神旺盛时才能充分发挥,如致敏淋巴细胞在人体精神状态好时,吞噬肿瘤细胞活跃。因此,患者必须排除一切干扰,保持旺盛的精神状态,配合治疗。

2. 治疗期间注意防止感染,积极参加有益身心的活动　有些癌症患者往往由于一次感冒而一蹶不振,因此患者必须注意天气变化,预防感冒。同时进行一些有益的活动,如打太极拳、练气功等,积极配合治疗。

3. 信任和服从医生的嘱咐，及时反馈治疗反应　有些患者在治疗中盲目乱服药，而服用不合适的药物能引起病情加重。首先，要信任治病的医生，药物必须征得医生的同意再服用，让医生统一全面考虑用药。同时，患者要正确及时反馈针灸、用药后的反应，使医生能掌握第一手资料，有利于提高疗效。

4. 注意饮食调配和适当忌口　有一位胃癌患者，得知患癌后，盲目增加"营养"，一天一只鸡，8 天连吃 8 只鸡后，即死亡。说明患者在治疗中注意饮食的调配和适当忌口，对治疗极为有利。

5. 要以治病为中心，防止疲劳　有的患者在治疗好转后，由于某些因素，使他反复连续疲劳，引起病情恶化。所以患者在治疗中一定要以治病为中心，特别是在治疗好转中更要重视，不要疲劳。

附录三
癌症患者的忌口问题

注意饮食调养,对癌症的防治有重要意义。平日不要过多食用肉类和脂肪,适当多吃含有维生素的粗粮、蔬菜、水果和豆类,这已被公认有防癌的效果。

据观察,消化系统肿瘤的发生与饮酒、饮食过烫的食物、快食、蹲食以及吃生鱼、生肉、霉变食物等有关系。抽烟也已肯定为肺癌的致病原因之一。主张在饮食中增加富含纤维的食物和维生素 C,并减少脂肪摄入量,这是有科学根据的。有人证明一汤匙麦皮,能使致癌物质的水平降低 2 倍;把脂肪摄入量由每天 150g 减为 50g,致癌物的水平可降 2~3倍。维生素 C 对预防胃癌可能有效果;食用含有麦糠和麦皮的食物可以防止肠癌;维生素 A 可增加人体抵抗力,防止某些癌症,故适当地吃些胡萝卜、蛋黄、肝脏和鱼肝油等对防癌有好处。最近又发现白萝卜和胡萝卜等根茎蔬菜中含"木质素",具有提高免疫力的作用,可以间接消灭癌细胞。日本人已经从云芝菌丝体中提取云芝糖(PS-K),可增强免疫力,对癌细胞有直接作用,并取得一定的效果。

1. 西医谈忌口 可以大致归纳为以下几个原则:

(1)保护患病器官和组织,避免刺激,减轻负担,以利恢复。如溃疡性口腔炎、胃及十二指肠溃疡、急性细菌性痢疾、肛裂等消化道疾病,禁止刺激性饮食和多渣不易消化的饮食。因为这些饮食可以刺激消化道黏膜炎症和溃疡面,引起疼痛发作,对疾病的恢复是不利的。特别是辣椒刺激消化道溃疡面会引起剧烈的疼痛。小儿消化不良症治疗初期应减乳和停乳,就是为了减轻小儿的胃肠负担,以利胃肠功能恢复。

(2)避免增加体内过剩物质。如心力衰竭、肾炎、肝硬化时常出现体内钠、水潴留,造成水肿,因此这类患者应限制钠、水的摄入,忌吃或少吃含盐食物,以免增加体内过剩的盐和水而使水肿加重。再如动脉粥样硬化,由于身体物质代谢失常,血中胆固醇常处于高水平,对这类患者应限制食用含有大量胆固醇的食物,如肥肉、鱼子、奶油、蛋黄、内脏等,以免增加体内过剩的胆固醇,防止病情发展。

(3)避免引起过敏性疾病的复发因素。如支气管哮喘、荨麻疹、过敏性胃肠炎等,均有特异的过敏原,患者食用含有相应过敏原的食物,就会引起疾病复发。因此这类食物就应该禁忌,如对虾、蟹过敏的患者应禁食虾、蟹等。

(4)要避免某些食物与药物发生不良反应,影响药物疗效,增加药物毒性。例如铁剂药物应忌茶,四氯乙烯应忌油等。

2. 中医谈忌口 中医从来就非常注意忌口(附表1,附表2),如主张肝病忌辛,心病忌咸,脾病忌酸,肺病忌苦,肾病忌甘。

附表1 食物与五味

味	五脏	五谷	五果	五畜	五菜
甘	脾	粳米	枣	牛肉	葵菜
酸	肝	芝麻	李	猪肉	韭菜
咸	肾	大豆	栗	猪肉	豆叶
苦	心	麦	杏	羊肉	野蒜
辛	肺	黍	桃	鸡肉	葱

一般来说,恶性肿瘤患者的饮食禁忌有以下几类:

(1)忌发物:如蔬菜中的芥菜、韭菜、金花菜等,荤菜中的蚌、蛤、河豚、虾、蟹、鱼、鸡等。

(2)忌刺激性食物:如姜、辣椒,以及其他过酸、过辣品。

(3)蔬菜和瓜果中对某些疾病适合应多吃,对某些疾病不适合就应忌口。

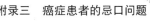

附表 2　食物属性的分类

类型	食物
清补	鱼、甲鱼、乌龟、黑鱼、海带、海蜇、蚌肉、白木耳、猪肉、猪肝、豆腐、小麦、甘蔗、生梨、百合、苋菜、桑椹子、莲藕、柿饼、菠菜、白菜、赤小豆、鸭蛋
温补	牛奶、鸡、鸽、羊肉、猪肉、鲫鱼、鳝鱼、海参、龙眼肉、荔枝、胡桃、大枣、韭子、扁豆、红糖、饴糖、糯米、红萝卜、南瓜
平补	牛肉、鸡蛋、猪腰子、鲤鱼、粳米、高粱、山药、黑芝麻、白蜜、黑木耳、荞麦、甘薯
辛散	胡椒、生姜、大蒜、葱、韭菜、桂皮、芥菜、淡豆豉、橘饼、白酒
清解	苦瓜、西瓜、冬瓜、丝瓜、萝卜、橄榄、山楂、荸荠、绿豆、苦菜、酸醋、清茶、各种胆、鸡内金

3. 癌症患者忌口的讨论

（1）不同的食物含有不同的营养成分,它对机体也产生不同的作用,有的促进癌细胞生长,有的抑制癌细胞生长。如食管癌患者一般缺锌、缺铁,如果补充含铁和含锌的食物,可抑制食管癌生长;维生素 A 可以抑制结肠癌,但能促进肝癌发展。

（2）动物性食物中有的含促进生长的激素较多,如雄鸡头、猪头肉;同时它们含有癌细胞生长必需的动物蛋白,如嘌呤、嘧啶等较多,因此癌症患者应该忌食鸡头和猪头肉等。

（3）肥胖的人在中年后死于癌症的较中等体重的多,并且癌症发病率随着体重增加而增加。动物实验也证明:高脂肪食物可以促进各种肿瘤的生长,因此癌症患者应限制高脂肪食物。

（4）各种微量元素的缺乏与癌症发病有一定关系,如河南省食管癌的高发区,当地饮水和粮食中钼、锰、硅、铁、镍、镁、钾、钠、磷、氯、溴、碘以及重碳酸根含量均偏低,饮水中的 pH 偏高。食物中微量元素锰、钙、铅、磷酸根等的含量与食管癌的死亡率成正比;而锌的含量则与食管癌死亡率成反比。

（5）现代科学证明:动物中乌龟、甲鱼、白鹅和羊是很少患癌的,植物中的蘑菇、大蒜、莴笋、萝卜内有抗癌因子。对于这类食物,一般来说,癌症患者只要能消化就可多吃。

4. 怎样忌口　总的来说,癌症患者应多食水果、蔬菜,禁止吃鸡头、猪头肉、海鱼、猪油。

各种癌症的饮食宜忌见附表3。

附表3　各种癌症的饮食宜忌

癌症	宜服	少服
食管癌	小麦、黄豆、萝卜、大白菜、茄子	酒、咖啡、油腻食品、煎炒食品、葱、辣椒、韭、蒜、烟、糯米
胃癌	草头、小米、牛奶、面筋、黄豆、茶、芝麻、豌豆、刀豆、油豆腐	腌制食品、高脂肪食物
直肠癌	维生素 A、蔬菜、萝卜、草头	脂肪类、肉食
结肠癌	洋白菜、维生素多的食物	
乳腺癌	面食、玉米、高粱	虾、蟹、海鱼、酒、烟、蒜
肝癌	维生素 A、豇豆、豌豆苗、鳗、甘蓝、胡萝卜、白菜、芦笋	高脂肪类
肺癌	橘子、枇杷、梨、萝卜、蜂蜜	辛辣食品(如葱、蒜、韭菜、辣椒)、烟、酒、油腻食品、海鱼
甲状腺癌	淡菜、海参、海蜇、海带、紫菜、发菜、山药、柿、芹菜、大白菜、南瓜、面、小米、玉米	核桃、扁豆、绿豆、豇豆、黄豆芽、绿豆芽、橄榄、瓜子、肉、榨菜、大头菜、芥菜、花生

注:以上食物仅为举例,具体情况还应根据个人实际体质决定,不应擅自偏食某种食物,请在医生指导下进行饮食

各种癌症症状的适宜食品见附表4。

附表4　各种癌症症状的适宜食品

癌症症状		适宜食品
直肠癌、结肠癌	肛门肿痛	豆腐干、蚌肉、香菜、胡萝卜、榧子、无花果、莲子、蚕豆、荞麦

续表

癌症症状		适宜食品
	便溏、脓血	大蒜、芥菜、马齿苋、香蕈、香椿头、西瓜子、杨梅
	肠梗阻	油菜
	便秘	柿子、菠菜、黑木耳、大头菜、茭白、蜂蜜
	腹泻（里急后重）	浓茶、山药、扁豆、芡实、青梅
	腹痛	山芋、萝卜、山楂、丝瓜、冬瓜
	久泻	桂圆、荔枝、菠萝、牛肉
喉癌	咽喉肿痛	苋菜、萝卜、橄榄、西瓜、石榴、饴糖、败酱草、马兰头、阳桃
	便血	鲫鱼、黄鳝
子宫癌	阴道出血、脓性白带	芹菜、桂圆、败酱草、香蕈、蚕豆、香椿头、玫瑰花
	出血淋漓	黑木耳、豆浆、白木耳
	消瘤	慈菇、薏苡仁、燕麦、鲫鱼
肾癌、膀胱癌	血尿尿痛	苋菜、马齿苋、荠菜、香椿头、赤豆、高粱
	蛋白尿	韭菜
	尿不利、水肿	桑椹、黑鱼
骨癌	肿痛	韭菜
	寒痛	生姜
肺癌	咳嗽浓痰	蓬蒿菜、紫菜、荸荠、冬瓜、芥菜、萝卜、海蜇、豆腐
	咳嗽咯血	百合、金针菜、茄子
	咳嗽胸痛	芋艿
	咳嗽痰喘	山药、甘蔗、糯米、刀豆、松果、芝麻、生梨、香橼、佛手、白果

217

续表

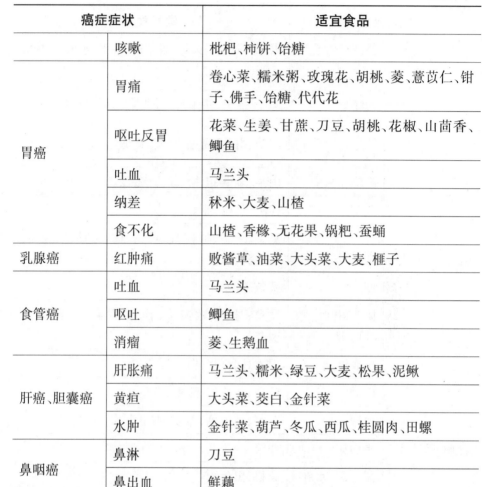

癌症症状		适宜食品
	咳嗽	枇杷、柿饼、饴糖
胃癌	胃痛	卷心菜、糯米粥、玫瑰花、胡桃、菱、薏苡仁、钳子、佛手、饴糖、代代花
	呕吐反胃	花菜、生姜、甘蔗、刀豆、胡桃、花椒、山茴香、鲫鱼
	吐血	马兰头
	纳差	秫米、大麦、山楂
	食不化	山楂、香橼、无花果、锅粑、蚕蛹
乳腺癌	红肿痛	败酱草、油菜、大头菜、大麦、榧子
食管癌	吐血	马兰头
	呕吐	鲫鱼
	消瘤	菱、生鹅血
肝癌、胆囊癌	肝胀痛	马兰头、糯米、绿豆、大麦、松果、泥鳅
	黄疸	大头菜、茭白、金针菜
	水肿	金针菜、葫芦、冬瓜、西瓜、桂圆肉、田螺
鼻咽癌	鼻淋	刀豆
	鼻出血	鲜藕
甲状腺癌	消瘤	海藻、海带、紫菜、慈菇
睾丸癌	睾丸痛	海藻、海带